노인요양시설의 질 관리와 평가

노인요양시설의 질 관리와 평가

© 이선옥·조혜숙·길경복, 2011

초판 1쇄 펴낸날 2011년 2월 25일

지은이 | 이선옥·조혜숙·길경복
펴낸이 | 조남철
펴낸곳 | (사)한국방송통신대학교출판부
　　　　110-500 서울시 종로구 이화동 57번지
　　　　전화 02-742-0954
　　　　팩스 02-742-0956
　　　　출판등록 1982년 6월 7일 제 1-491호
　　　　홈페이지 http://press.knou.ac.kr

출판위원장 | 김무홍
편집 | 장웅수
마케팅 | 전호선
본문 디자인 | 프리스타일
표지 디자인 | 토가디자인

ISBN 978-89-20-00590-9 93510
값 20,000원

노인요양시설의
질 관리와 평가

이선옥 · 조혜숙 · 길경복 공저

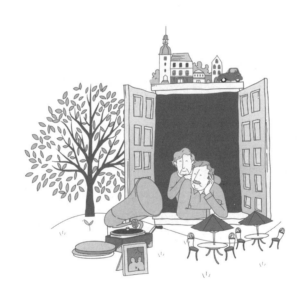

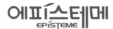

머리말

　노인인구의 증가와 더불어 노인요양시설이 급격하게 증가하고 있다. 2008년 7월부터 노인장기요양보험제도가 실시됨에 따라 노인요양시설에 지불되는 비용의 상당 부분이 보험재원에서 지출되도록 변경되었다. 이러한 변화는 우리나라 노인요양시설의 잠재적 수요를 양성화하는 계기가 되었으며, 노인요양시설의 급격한 양적 증가의 주요한 원인이 되고 있다.

　2008년 7월부터 시행된 노인장기요양보험제도에 의하여 치매, 중풍 및 노인성 질환자들이 재가급여, 시설급여, 특별 현금급여 등을 받게 되며, 이 제도의 재원은 요양보험료에서 50%, 국가 및 지자체 부담이 30%, 본인 부담이 20%로 결정되었다. 따라서 노인요양시설에서는 80%의 시설 입소료를 공적자금에서 지원받게 된다. 대부분 선진국의 예에서 보듯이 공적자금을 사용하는 노인요양시설의 질 관리와 평가는 매우 엄격하게 이루어지고 있는데, 우리나라도 노인요양시설의 평가 부분이 제도적으로 강화되어야 한다.

　노인장기요양보험제도의 도입 이후 시설 인프라 구축을 위한 노인요양시설의 확대는 필수적인데, 이러한 노인요양시설의 양적 증가와 더불어 노인요양시설의 질적 성장이 병행되어야 하며, 질 관리가 체계적으로 이루어져야 한다. 2008년 이전의 우리나라 무료 및 실비요양시설에 대한 평가 결과, 대부분의 노인요양시설들이 기본적인 의식주 제공만을 충족시키고 있을 뿐 건강 관련 서비스 제공이 현저히 부족한 것으로 나타났다. 또한 노인요양시설 종사자의 배치가 부족하여 종사자의 업무 과다, 서비스 질 하락, 전문 인력 부족 등의 문제가 지적되었으며, 제공되는 서비스에 관한 기록 체계도 전무한 것으로 나타났다.

　우리나라의 노인요양시설에 대한 평가는 이제 막 시작되는 초창기다. 이 책은 최근 실시되고 있는 노인요양시설의 평가 과정에 대한 소개와 개선점에 초점을 두었다. 특히 저자는 미국의 Department of Health and Health Service에서 실시하는 의료기관 평가팀 중 Skilled Nursing Facility를 담당하는 Health Facilities

Evaluator Nurse로서 가진 오랜 경험을 바탕으로 미국의 노인요양시설에 대한 평가 제도를 상세하게 소개하였다.

우리나라의 노인요양시설 운영 제도의 변화에 수반되는 시설평가에 대한 관점과 더불어 이 분야의 선진국인 미국의 평가 체계를 통해 노인요양시설의 질 관리와 평가에 대한 좋은 지침서가 될 수 있기를 기대한다.

저자를 대표하여

이선옥

차례

제2장 노인요양시설의 질 관리

제3장 노인요양시설의 평가

제4장 미국 노인요양시설의 질 관리와 평가

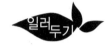

이 책은 국내에서 발표된 연구 보고서에 대한 광범위한 문헌고찰과 노인요양시설 경영자들의 경험, 미국 노인요양시설의 평가 방법 등에 기초하여 총 4장으로 구성하였다. 각 장에는 부록을 넣어서 실무자들에게 유용할 것으로 생각되는 내용들을 담았으므로, 실무에서 빈번하게 필요한 자료들을 쉽게 찾아볼 수 있기를 기대한다.

제1장은 노인요양시설의 필요성과 사회적 의미와 역할을 포함하였으며 우리나라의 노인장기요양보험제도와 더불어 노인요양시설의 분류와 설치 방법을 자세히 다루었다. 제1장의 부록에서는 현재 많이 사용되고 있는 노인요양시설 관련 기록양식들을 실었으므로 실무자들에게 참고자료로 사용될 수 있을 것이다.

제2장은 노인요양시설의 질 관리에 관한 내용으로 질 관리의 개념, 노인요양시설의 질 관리 구성요소 등에 관한 내용을 포함하였다. 부록에서는 실무자들에게 참고자료가 될 수 있도록 최근에 발표된 질 관리 지표를 소개하였다.

제3장은 노인요양시설 평가의 개념, 방향성, 평가제도 등을 포함하였으며, 2010년도에 실시된 노인요양시설 평가의 과정을 소개함으로써 실무자들에게 현장을 이해하는 데 도움이 되도록 구성하였다. 부록에서는 국민건강보험공단의 '장기요양기관 평가관리 시행세칙'에 제시된 '30인 이상 입소시설 평가조사표'와 '방문간호평가 조사표'를 수록하였다.

제4장에서는 미국 노인요양시설의 질 관리와 평가방법을 소개하였다. 미국의 노인요양시설 현황과 기록 시스템에 대하여 간단히 소개하였으며, 노인요양 전문 간호시설(SNF: Skilled Nursing Facility)의 평가방법 과정과 절차를 구체적으로 소개하였다. 또한 실제 기관평가의 사례자료를 소개함으로써 이해의 폭을 넓히고자 하였다. 부록에서는 노인 요양원 요양자 평가 및 관리 검토를 위한 최소 정보군(MDS)을 소개하였다.

제 1 장

노인요양시설 개관

□ **재가노인복지시설** : 방문간호, 방문요양, 주·야간보호, 단기보호, 방문목욕서비스 등을 제공하는 시설

□ **노인주거복지시설** : 노인의 주거기능을 지원하는 시설로서 양로시설, 노인복지주택, 노인 공동생활가정이 이 시설에 포함된다.

□ **노인의료복지시설** : 치매, 중풍 등 노인성 질환으로 심신에 상당한 장애가 발생하여 도움 을 필요로 하는 노인을 입소시켜 각종 편의를 제공하는 시설

□ **노인장기요양보험제도** : 2008년 7월 1일부터 시행되었으며, 지금까지 가족의 영역에 맡 겨져 왔던 고령, 치매, 중풍 등 장기간병 요양비용을 국가와 사회가 분담하는 제도

□ **재가장기요양기관** : 노인장기요양보험법에 따라 치매·중풍 등 요양보호가 필요한 노인 들(장기요양1~3등급)에게 시설급여 혹은 재가급여를 제공하는 시설

□ **사회복지사** : 사회복지사 자격증 소지자로서 입소자의 건강유지, 여가선용 등 노인의 복 지서비스 제공계획을 수립하고, 대상자의 복지증진에 관한 업무를 제공하는 인력

□ **요양보호사** : 요양 서비스가 필요한 노인에게 신체활동지원 서비스와 일상생활지원 서비 스를 제공하는 인력

□ **사회복지법인** : 사회복지사업법 제2조에서 정한 사회복지사업을 행할 목적으로 설립되는 법인

□ **시설장** : 장기요양기관의 총 관리자로서, 의료인 또는 사회복지사 자격증 소지자가 담당 할 수 있다.

1.1 노인요양시설의 필요성

산업구조의 변화와 핵가족화, 그리고 출산율 감소와 인구의 고령화로 인한 노인부양문제가 심각하게 대두되어 사회문제로 부각됨에 따라 만성질환이나 일상생활 기동 장애를 가진 노인들의 부양을 위해 노인에 대한 적절한 보호 및 의료 서비스를 주요기능으로 하는 노인요양시설의 도입이 불가피해졌다. 이러한 노인문제의 해결을 위해 노인요양시설의 확충과 안정적 운영에 관한 정책들이 시급하게 논의되고 있다. 노인요양시설의 필요성은 다음과 같이 구분해 볼 수 있다.

① 인구의 고령화

2000년대 후반에 들어서면서 우리나라의 인구 고령화 속도는 선진국의 여러 나라들과 비교해 볼 때, 매우 급속한 속도로 진행되고 있다. 우리나라의 고령화 현상은 평균수명과 노인인구비율의 증가가 가장 현저하게 나타나고 있다. 우리나라의 평균수명은 2000년에 75.9세(남자 72.1, 여자 79.5)였으며, 2005년에는 77.7세, 2007년에는 78.7세였다(남자 75.1세, 여자 82.3세). 65세 이상 노인인구의 비율은 2000년에 7.2%로서 고령화 사회(aging society)로 진입하였으며, 2007년에는 노인 인구비율이 10.3%가 되었다. 2018년에는 65세 이상 노인인구의 비율이 14.3%로 고령사회(aged society)로, 2026년에는 20.8%로 초고령사회로 진입할 것으로 예측하고 있다. 노년부양비는 2007년에 12.6%를 차지하여 생산연령의 인구 8명이 노인 1명을 부양하고 있는 셈이 되고 있다.

이러한 우리나라의 인구 고령화와 더불어 65세 이상 노인 중 약 14.8%가 중풍

이나 치매 등의 요양보호가 필요한 상태로 보고되고 있다(보건복지부, 2004). 저출산, 핵가족화, 여성의 사회참여 증가 등으로 인해 가정에서 가족들이 노인을 돌보는 것이 점차 어려워지는 사회환경의 변화와 맞물려, 이제 국가와 사회는 복지정책 차원에서 노인요양보호문제를 해결해 나가지 않을 수 없는 상황이 되었다.

고령화 현상은 생물학적인 측면에서 볼 때, 전반적인 정신, 신체기능이 저하되면서 순환기계와 근골격계 관련 각종 만성 퇴행성 질환이 발생하여 결과적으로 만성질환자가 되는 것을 말한다. 따라서 핵가족화에 의한 노인의 독립적인 생활은 상당한 수준의 보건관리를 동반해야 함을 시사하고 있다.

2 산업구조의 변화와 핵가족화

우리나라는 과거에는 농업 산업구조 속에서 토지소유권과 토지상속의 전통과 관련하여 노부모와 자녀부부가 함께 사는 3세대 이상의 주거문화가 지배적이었다. 따라서 노인은 가족의 상위자로서 존경 받고, 당연히 가족과 함께 살아왔다.

그러나 근대 산업화와 더불어 농업이 점차 퇴색하고 젊은 부부와 동반자녀를 세대 구성원으로 하는 핵가족 현상이 두드러지게 나타나기 시작하였다. 이러한 시대적 변화는 대도시의 아파트나 인구밀집지역에서 노부모와 자녀가 함께 살게 될 경우, 노인에게는 자녀에게 부양의 부담을 초래한다는 강박감을, 자녀에게는 가정 내 노부모의 존재로 인한 세대 갈등과 사생활 침해라는 부담감을 가중시키는 요인이 되었다.

전통적으로 우리나라는 가족이 유일한 노인부양의 기능을 하고 있었으나, 핵가족화라는 가족 구조의 변화 속에서 고령 노부모를 돌볼 수 있는 가족이 점차 사라지게 되었다. 노인부양의 주 담당자였던 여성의 취업증대, 노인부양 기간의 장기화 등과 같은 가족부양기능의 약화로 더 이상 노인이 가족의 부양을 기대할 수 없게 되었다.

③ 노인 독신가구의 증가

노인과 자식이 동거하는 비율 또한 매년 줄어들고 있다. 노인의 독신비율은 자녀와 동거하지 않는 노인 독신가구의 증가와 관련이 있는데, 노인 독신가구가 36.6%(1995년), 44.9%(2000년), 51.2%(2004년)로 매년 증가하고 있으며, 특히 여성의 평균수명 증가로 인한 여성 독신노인의 증가가 뚜렷하다.

평균수명의 증가와 저출산으로 인한 인구고령화, 그리고 노인 단독가구의 증가는 양로원이나 요양원 등 이른바 노인보호시설의 급속한 증가를 초래한다는 것을 선진국의 예에서 흔히 볼 수 있다.

〈표 1−1〉은 중년 대상자의 유료 노인요양시설에 대한 요구에 관한 자료로(김옥수 외, 2006), 응답자의 84.1%가 노인요양시설에 대해 알고 있는 것으로 응답하였다. 노인요양시설이 필요하다고 응답한 경우는 93.4%였으며, 대상자의 48.2%는 미래에 대상자 자신이 노인요양시설을 이용할 의향이 있다고 응답하였다. 노인요양시설을 이용할 의향이 있다고 응답한 경우, 그 이유로 '가족에게 부담을 주기 싫어서'가 76.6%로 가장 많았고, 노인요양시설을 이용할 의향이 없는 경우는 '경제적 부담감 때문'이 42.4%였다. 이처럼 노인요양시설에 대한 인식이나 필요성이 높아짐에 따라 노인요양시설은 노인의 삶에 꼭 필요한 시설로 인식되고 있다.

| 표 1-1 | 노인요양시설에 대한 인식 및 이용 의사 (n=365)

항 목		n(%)
노인요양시설에 대한 인식	전혀 알지 못한다	58(15.9)
	약간 안다	273(74.8)
	자세히 안다	34(9.3)
노인요양시설의 필요성	필요하다	341(93.4)
	필요하지 않다	8(2.2)
	잘 모르겠다	16(4.4)

미래에 요양시설 이용할 의향	있다	176(48.2)
	없다	48(13.2)
	잘 모르겠다	141(38.6)
이용하고자 하는 시설의 종류	유료 노인요양시설	176(48.2)
	무료 노인요양시설	115(31.5)
	주간보호센터	16(4.4)
	아무 곳이라도 상관없다	26(7.1)
	무응답	32(8.8)
*요양시설을 이용하려는 이유 (n=305)	부양해 줄 사람이 없으므로	67(22.0)
	친구가 필요해서	76(25.0)
	가족에게 부담을 주기 싫어서	233(76.6)
	기타	24(7.9)
*요양시설을 이용하지 않으려는 이유 (n=142)	경제적 부담감	95(42.4)
	가족과 함께 살아야 한다고 생각하기 때문	83(37.2)
	집과 동네를 떠나기 싫어서	38(17.0)
	만족한 시설이 없어서	30(13.5)
	기타	18(8.0)

*중복응답   출처 : 김옥수 외, 2006.

1.2 노인요양시설의 사회적 의미와 역할

노인요양시설의 사회적 의미는 노인이 가족들과의 생활에서 벗어나서 직접적인 가족생활의 영역을 떠나 노인전용시설에 입소하는 시점에서 발생하는 현상으로 가족과의 별거, 부양비용의 발생, 노인공동체생활 이라는 사회적 의미를 갖는다.

① 가족과의 별거

　노년기에 양로시설이나 요양시설 같은 노인시설로 주거지 변경을 결정하는 것은 노인에게 일상적인 생활에 큰 변화를 가져오는 것으로서 몇 가지 중요한 의미를 갖는다.

　첫째는 수십 년 동안 정서적·물질적 부양관계를 유지해 오던 가족들로부터 떨어져 있게 되고, 기본 생활단위인 가구원으로서의 위치에 변화가 오는 것이며, 둘째는 오랫동안 생활해 오던 주거환경에서 새로운 환경으로의 주거지 이동으로 인한 환경의 변화이며, 셋째는 건강관리 등 자신의 생존에 필요한 중요한 결정을 가족 이외의 사람이나 기관의 결정에 의존하게 됨을 의미한다.

　이러한 가족과의 별거는 사소한 생활 관리뿐 아니라 질병악화, 사망 등 노인에게 중대한 문제가 발생했을 때, 일차적인 결정을 입소하고 있는 노인시설에서 하게 되고, 가족은 시설의 우선적인 조치 후 그 결정에 대부분 동의하고 비용을 지불하는 이차적인 관리자의 역할을 하게 된다(이인수, 1997).

　미국을 비롯한 대부분의 서구 선진국의 문화 규범은 우리나라와는 달라서 세대 간의 독립성, 개인주의 및 사적 생활의 영역 확보 등을 중시하며, 가족 구성원의 분리주거성향을 긍정적으로 평가하기 때문에 부모와 자녀 간의 경제적, 사회적 독립을 중요시 하는 것이 일반적인 가치관이다. 그렇기 때문에 미국에서 자녀와 노부모는 대부분 독립된 별거생활을 하고, 노부모와 자녀가 함께 사는 경우는 아주 예외적인 경우가 대부분이다. 이러한 사회적 관습 속에서 노인들은 전문적인 요양보호능력을 구비한 노인전용요양시설에 자발적으로 입소하는 사회적 분위기가 형성되어 있다. 또한 새로운 환경에 적응할 수 있도록 지속적인 도움을 받아 새로운 친구를 사귀며, 지역사회의 편익시설 등에 익숙해지고 새로운 사회적 자원을 조성함으로써 노인의 시설입소에 대한 부정적인 시각보다는 긍정적인 시각이 지배적이다. 요양시설에 입소한 노인 또한 이제까지의 삶과는 다른 새로운 노후를 경험하게 된다.

　우리나라의 경우, 부계사회의 토착화된 유교관습의 영향으로 60세 이상 노인들의 대부분이 자녀와 함께 사는 것을 이상적인 가족생활로 인식해 왔다. 따라서 노인의 독립생활 유지력 상실, 배우자와의 사별, 자녀와의 별거, 건강악화 등의 변화에 의해 노인들만의 공동주거시설로 입소하는 것은 노인자신과 가족이나 자녀, 친지 등의 독립성 상실, 부양능력 상실, 가족 간의 결속력 약화 등의 부정적인 이미지로 인식되어 왔다. 그러나 최근 수년 간의 급속한 가치관의 변화로 자녀와의 별거는 우리사회에서도 점차 필요한 생활유형으로 서서히 받아들여지고 있다.

자녀와의 별거를 실행에 옮기는 방법 중에 노인에게 가장 큰 영향을 미치는 것은 오랫동안 살아온 환경과 전혀 다른 곳으로 주거지를 이동하는 것이라고 볼 수 있다. 가족 및 친척, 친구, 지역사회와의 친숙도는 주거지 이동 후 노인의 생활에 큰 영향을 미친다. 노인이 자기가 살던 곳에서 멀리 떨어진 곳으로 이사하여 가족이나 친구들과의 생활이 단절되었을 때, 높은 불안감을 나타낸다고 보고되고 있다. 특히 가족과 가까운 곳에 살며 접촉의 기회를 많이 가졌던 노인이 건강상의 이유나 부양·보호 등의 문제로 자녀와의 갈등이 급속히 진행되어 불가피한 선택으로 간호를 목적으로 요양시설에 입소한 경우, 입소 후 수개월간 극도의 우울과 불안에 시달린다고 한다. 이러한 초기의 불안상태가 지속되는 가운데 보호시설의 동료노인, 지역사회주민, 시설의 직원 및 자원봉사자의 지속적인 도움으로 새로운 친구를 사귀고 지역사회의 편익시설 등에 익숙해지며, 특히 본인의 건강상태에 획기적인 진전이 있을 경우, 요양시설을 '다시 태어난 집(adopted home)'으로 느끼는 상태가 된다고 한다.

② 노인부양비용의 발생

노인을 가정에서 돌보지 못하는 상황이 되면 노인부양을 위한 일정한 비용이 발생하게 된다. 이러한 노인부양의 비용문제를 사회적으로 해결하기 위해 다양한 접근이 시도되고 있으며, 그중 가장 획기적인 접근이 노인장기요양보험제도를 통하여 노인부양의 부담을 공적 부담으로 전환시키려는 것이다.

우리나라는 2008년 7월부터 노인장기요양보험제도를 실시하여 장기요양을 필요로 하는 노인에 대한 부양비용을 공적자금으로 지원하기 시작하였다.

일본의 경우, 1963년에 노인복지법이 제정되었으며, 1997년에 노인개호보험법이 제정되었고, 2000년 4월부터 개호보험제도가 실시되었다. 그러나 노인을 장기간 보호할 수 있는 요양시설(nursing facility)이 일본에 정착된 것은 1980년대 초로 보고되고 있다.

일본에서는 노인의 건강상태의 변화에 따라 탄력성 있는 제반 서비스를 제공받는 통합형 장기보호시설의 명칭으로 유료 노인홈, 이용권형 실버맨션(retirement house, care heights), 고령자 커뮤니티 등 한자어와 영문을 다양하게 사용하여 지칭하고 있다. 이러한 일본의 요양시설에 입주하는 노인은 자신이나 가족의 경비부담에 의해 음식제공, 일상생활보호, 문화 및 오락서비스, 건강관리 등 일체의 서비스를 제공받는다. 일본 요양시설의 두드러진 특징 가운데 하나는 경영방식에서 찾아볼 수 있다. 미국의 노인보호시설이 주거단위의 임대(lease of living unit)의 기본 틀 위에서 서비스 요금을 별도 납부하는 데 반해, 일본의 장기보호시설은 임대, 분양, 종신이용권, 연금운용 등의 다양한 방법에 의존하고 있다.

③ 노인 공동체 생활

노인이 가족 곁을 떠나 휴양시설인 양로시설 혹은 전문적인 요양보호를 주요 기능으로 하는 요양시설에 입소하여 장기간 생활하는 것은 비슷한 연배의 노인들만이 생활하는 균일한 환경에서 새로운 생활을 시작한다는 의미를 갖는다. 요양시설에 입소하는 노인은 공통적으로 대개 한 가지 이상의 질병을 가지고 있어서 물리치료나 재활치료, 혹은 요양보호를 받게 마련이지만 개인의 특성에 따라 나름대로 다양한 생활을 영위하며, 독특한 정서생활을 영위할 수도 있다. 예를 들면, 다리의 관절질환으로 휠체어에 의존하며 생활하는 노인은 치매환자에 비해 월등히 나은 정서 상태를 유지하며 시설 내에서 다양한 여가활동과 평생교육을 받을 수 있고, 경우에 따라서는 시설 내의 다른 노인에게 여러 가지 자원봉사를 할 수 있는 역할이 생기기도 한다.

노인들만의 공동체 속에 다양한 건강 수준의 노인들이 요양시설에서 함께 생활함으로써 얻어지는 이점도 있다. 첫째, 생명에 심각한 영향을 미치지 않는 질환을 가지고 있어서 다른 노인에 비해 비교적 건강한 생리기능을 유지하는 노인의 경우, 심각한 건강문제를 가진 다른 요양시설에 입소한 노인들과의 비교에서 오는 상대적인 생활만족감을 가질 수 있다. 이러한 상황이 노인의 시설입소에 따른 불안감을 해결해주고 다른 노인의 일상생활 보호에 기여할 수 있어서 자원봉사라는 관점에서 노인의 사기를 진작시킬 수 있다. 둘째, 중증의 질환으로 입소한 노인이 전문적인 건강관리와 재활치료를 통하여 호전된 상태에서 원래의 가정으로 돌아가는 다른 입소자의 예를 보면서 건강관리와 재활치료에 대한 강한 의욕을 가질 수 있다.

이러한 공동체 생활을 위하여 요양시설은 노인들 나름대로의 안전하고 쾌적한 생활이 보장될 수 있도록 기본적인 간호설비 이외에도 여가활동실, 문화 공간 등이 골고루 갖추어져 있어야 한다. 요양시설에 입소한 노인들은 신체기능상의 이유로 대부분의 시간을 실내에서 지내며, 외출을 한다고 해도 시설을 멀리 벗어나지는 않는다. 요양시설은 노인들만이 모여 사는 작은 공간이며, 사회의 축소판이다. 따라서 우체국, 서점, 이 · 미용실, 물리치료실, 한방요법실, 강당 등 다양한 시설이 골고루 갖추어져 있어야 한다. 그러나 노인들과 방문객만을 고객으로 하는 곳이기 때문에 대개 이러한 시설들은 작고 아늑하게 꾸며 자체적으로 운영된다.

④ 노인요양시설의 역할

1998년 이전에 운영되었던 우리나라 대부분의 노인요양시설은 무연고 극빈노인이 생계유지의 최저수단으로 입소하여 생의 마지막 부분을 보내는 고려장과 같은 부정적 이미지의 장소로 인식되었다. 그러나 노인복지법의 개정으로 유료 노인요양시설이 설립되어 노인 스스로의 경제능력과 자발적 선택에 의해 입소하고 안정적인 요양이 보장되기 때문에 노인장기요양보험에 근거한 노인요양시설은 노인건강관리의 중추적인 기관으로 위상이 정립될 것으로 기대되고 있다.

노인요양시설은 ① 전문적인 집중 간호와 의료 서비스, ② 가족들의 주기적 방문, ③ 직원과 자원봉사자의 헌신적인 노력에 의한 활발한 사회활동 보장의 기능 등을 완수하여 '제2의 집'의 기능을 수행할 수 있어야 한다.

노인요양시설이 보편화된 선진국의 경우, 노인요양시설의 주요기능은 노인의 신변보호(security)와 사생활(privacy)을 보장하는 주거시설(housing)의 역할, 요양시설의 직원과 지역사회주민의 도움으로 노인의 심리적 안정과 사교활동을 보장하는 가정(home)의 역할, 전문적인 의료보호를 통하여 질병의 치유와 건강회복을 도모하는 의료시설의 역할로 자리매김하고 있다. 지금의 추세로 보아 우리나라에서도 머지않아 이러한 기능과 역할을 기대할 수 있을 것으로 예상된다.

1.3 노인장기요양보험제도

우리사회의 노인 돌봄은 노인장기요양보험이 시행됨에 따라 혁명적인 변동이 일어났다. 건강보험에 장기요양보험료가 신설되어 노인장기요양보험의 재원으로 사용되면서 사회적 방식으로 노인부양의 비용을 해결한 것이 제도개혁의 핵심이라고 할 수 있다. 제도 시행 전과 비교해볼 때 노인 1인당 요양비용 부담액이 절반으로 감소하였다.

우리나라의 여러 가지 노인문제 중에서 노인요양부담을 노인의료부담으로부터 분리하고자 시행된 것이 노인장기요양보험법의 시작이다. 2000년에 보건복지가족부(전 보건복지부)에 노인장기요양보장 정책기획단이 구성되어 실태조사와 실무기획을 진행하였다. 2005년 7월부터 2007년 4월까지 진행된 1, 2차 시범사업을 거치면서 노인장기요양보험법이 2007년 4월에 제정 공포되었다.

1 노인장기요양보험제도의 주요 내용

노인장기요양보험제도는 그동안 사회복지 서비스를 조세로 운영하던 방식에서 보험방식으로 변경된 것이다. 노인장기요양보험제도의 주요 내용을 요약해 보면 다음과 같다.

첫째, 서비스 이용자의 자격이 저소득 빈곤계층에서 국민건강보험 및 의료급여제도 대상자로 확대되어 전 국민으로 보편화되었다. 특히 노인가입자는 국민건강보험제도상 피부양자로 등재되어 있으며, 장기요양보험제도에서도 피부양자의 자격으로 보험급여를 받을 수 있다. 보험급여를 받기 위해서는 장기요양 수급대상자로 인정을 받아야 한다. 65세 이상의 고령자는 기능장애의 원인에 관계없이 대상자가 되지만, 65세 미만인 경우에는 특정요건을 충족해야만 가능하다.

둘째, 보험급여는 시설급여와 재가급여로 구분되며, 각각 요양 서비스급여, 현금급여, 현물급여가 포함된다. 시설급여는 노인요양시설 및 노인요양공동생활가정에서의 급여이고, 재가급여는 서비스방식으로 방문형 급여(요양, 목욕, 간호), 통원급여(주·야간보호), 단기체제 급여, 단기보호 등이 포함된다. 현물급여는 특수 상황에서 가족요양비, 특례요양비, 요양병원 간병비 등이 지급되는 경우이며, 복지용구의 구입 및 대여료 지급이 포함된다.

셋째, 서비스를 받기 위해서는 신청대상자 선정의 과정이 제도화되어 있다는 점이다. 즉 보험급여자인 국민건강보험공단에 장기요양인정신청서와 의사소견서를 첨부하여 신청하면 서비스 수급자격을 사정하기 위한 방문조사와 등급판정을 통하여 장기요양등급을 결정하도록 되어 있다. 장기요양등급은 기능상태, 서비스 필요도 등을 감안하여 산출된 요양점수를 기준으로 1, 2, 3등급으로 구분한다.

2 노인요양시설 운영의 변화

노인장기요양보험제도의 시행은 실제로 지금까지 가족의 영역에 맡겨져 왔던 고령, 치매, 중풍 등 장기요양문제를 국가와 사회가 분담하게 되었다는 것을 의미한다. 노인장기요양보험이 실시되면서 일부 저소득층에 국한되었던 장기요양 서비스가 65세 이상의 일반 노인으로 대상이 확대되었으며, 결과적으로 장기요양을 직접 담당하던 중장년층과 자녀 등 모든 세대의 가족 구성원들이 혜택을 받게 되었다.

정부보조금으로 복지기관을 중심으로 이루어지던 장기요양제도가 폐지되고, 개인사업자 등 민간에 의해서도 일정 요건만 갖추면 자유롭게 요양시설을 운영할 수 있게 되었다. 방문간호사업을 비롯한 재가 서비스사업이 공급자 중심에서 수요자 중심으로 변화되었으며, 노인장기요양보험의 실시를 위하여 노인요양시설의 종류와 운영방식에 대한 법적 규정이 새롭게 정비되었다. 또한 요양보험 수혜자의 요구에 충족하는 노인요양시설의 인프라 구축을 급속히 진행시키고 있다.

2009년 10월 말 현재, 우리나라의 노인요양시설은 2,188개소이며, 59,550여 명이 시설에 입소하고 있다. 이러한 노인요양시설 중에서 간호사가 운영주체인 시설은 모두 120여 개소로 대략 3,000여 명의 노인환자들을 관리하고 있다(한국 너싱홈협회, 2009년 내부자료). 장기요양 보호대상자의 수요추계를 볼 때, 노인요양보장제도의 성공 여부는 무엇보다 시설 인프라 구축이 중요하다. 보건복지부 (2005)는 2011년까지 노인요양시설을 대폭 확충하여 시설보호가 필요한 대상 노인의 70% 정도는 공공시설에서, 그리고 나머지 30% 정도는 민간시설을 통해 관리할 계획임을 발표한 바 있다.

1.4 노인요양시설의 분류와 설치 규정

노인장기요양보험법에서 규정하는 노인요양시설은 크게 3종류로 구분되며, 각각의 세부 시설이나 서비스를 따로 규정하고 있다.

① 노인주거복지시설

1) 기능

노인주거복지시설은 노인의 주거기능을 지원하는 시설로서 양로시설, 노인복지주택, 노인공동생활가정이 포함된다. 노인복지주택 입소대상자는 단독취사 등 독립된 주거생활을 하는 데 지장이 없는 60세 이상의 노인이다.

양로시설이나 노인공동생활가정은 일상생활에 지장이 없는 노인을 위한 시설이며, 국가 및 지방자치단체로부터 입소비용을 지원받는 65세 이상인 노인이나 국가 및 지방 자치단체로부터 입소비용을 지원받지 않는 60세 이상의 노인이 이용할 수 있는 시설이다.

2) 설치절차

노인복지주택의 설치는 시설 설치자가 노인복지법령(주택법 일부 준용)에서 정한 시설·인력배치기준 및 운영기준을 갖춘 후 시설 소재지 관할 시·군·구청에 노인복지주택 설치신고를 마친 후 운영할 수 있다.

양로시설의 경우에도 시설 설치자가 노인복지법령에서 정한 시설·인력배치기준 및 운영기준을 갖춘 후, 시설 소재지 관할 시·군·구청에 양로시설(유료) 설치신고를 마친 후 운영할 수 있다.

② 재가노인복지시설

1) 기능

재가노인복지시설은 방문간호, 방문요양, 주·야간보호, 단기보호, 방문목욕 서비스 등을 제공하는 시설을 의미한다. 이 서비스는 60세 이상의 국민이면 누구나 이용할 수 있으며, 국가 및 지방자치단체로부터 이용비용을 지원 받는 노인의 경우에는 65세 이상만 이용할 수 있다.

방문간호 서비스는 치료 및 처치, 검사, 투약, 주사 등 전문적인 간호 서비스가

| 표 1-2 | 보험급여를 받는 재가장기요양기관 서비스의 종류와 내용

서비스 종류	서비스 내용
방문요양	• 세면도움, 구강관리, 몸 청결[전신 청결(물수건 등), 회음부 세척 등], 머리감기, 몸단장, 옷 갈아입기, 목욕, 배설 처리 • 식사보조, 체위변경, 이동, 외출동행 • 신체기능 유지(기구 사용, 일어나 앉기 연습 도움 등) 문제행동에 대한 대처(배회노인 대처, 불결행위·폭력행위 대처 등) • 세탁, 가사지원(요리, 식사 등)
방문간호	• 투약 및 주사 • 감염 및 예방 • 치료 및 처치(호흡기간호, 피부간호, 영양간호, 배설간호 등) • 검사(혈액, 변, 뇨 등) • 협조 및 자문(다른 병원 진료협조, 관련기관 의뢰)
방문목욕	• 전신목욕(옷 갈아입기, 몸 씻기, 머리감기 등)
복지용구	• 휠체어, 전동침대, 욕창방지 매트리스, 목욕의자 등 16개 품목 제공

필요한 자, 방문요양 서비스는 심신이 허약하거나 장애가 있는 자로서 가정에서의 요양보호가 필요한 자, 주·야간보호 서비스는 심신이 허약하거나 장애가 있는 자로서 주간 또는 야간 동안에 보호가 필요한 자, 단기보호 서비스는 심신이 허약하거나 장애가 있는 자로서 단기간의 보호가 필요한 자, 방문목욕 서비스는 심신이 허약하거나 장애가 있는 자로서 가정에서의 목욕이 필요한 자이다.

주간보호시설의 이용기간은 1일이며, 단기보호시설의 경우 90일 이내로 하되, 연간 이용일수는 180일을 초과할 수 없다. 다만, 시장·군수·구청장은 중증질환이 있는 노인, 연고(緣故)가 없는 노인, 취학·생계곤란 등의 사유로 인하여 부양능력이 없는 부양의무자로부터 부양을 받지 못하는 피부양 노인에 대하여 90일을 초과하여 시설을 이용할 수 있도록 허가할 수 있다.

2) 설치절차

① 설치주체는 노인장기요양보험의 재가급여(방문요양, 방문목욕, 방문간호, 주·야간보호, 단기보호, 복지용구) 서비스 중 한 가지 이상을 제공하기 위해

재가장기요양기관의 설치를 희망하는 개인, 법인, 지방자치단체, 국가이다.

② 설치신고접수처는 기관을 설치할 소재지 관할 시·군·구청이다.

③ 처리기한은 접수일로부터 7일이다.

④ 설치절차는 재가장기요양기관 설치신고서와 관련구비서류를 갖추어 소재지를 관할하는 시·군·구청에 신고하면 시·군·구청장이 설치요건을 심사한 후 수리 또는 반려한다.

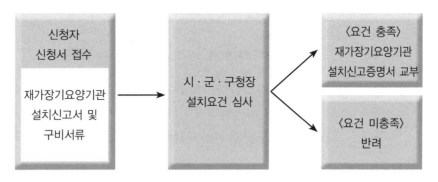

| 그림 1-1 | 재가장기요양기관의 설치절차

| 표 1-3 | 재가장기요양기관의 설치 관련 구비서류

구분	필요 서류
방문간호 요양목욕 (공통)	• 재가장기요양기관 설치신고서 1부 • 일반현황 1부 • 인력현황, 시설현황 각 1부(서비스 유형별 1부) • 자격증 사본(배치인력 중 자격보유가 필요한 간호사, 요양보호사, 물리치료사, 사회복지사 등) • 사업계획서, 운영규정 1부 • 정관 1부, 법인등기부등본(법인의 경우)
주·야간 단기보호	• 위치도, 평면도, 설비구조내역서 각 1부 • 시설을 설치할 토지 및 건물의 소유권 또는 사용권 증명서류 1부
복지용구	• 의료기기판매(임대)업 신고증명서 사본 1부

3) 설치요건

(1) 방문요양

① 시설기준

구분	사무실	통신설비, 집기 등 사업에 필요한 설비 및 비품
방문요양	O	O

- 시설전용면적 16.5㎡ 이상 (연면적)
- 사무실 내 또는 사무실과 별도로 탈의 공간을 갖추어야 함.
- 타 재가 서비스를 함께 운영하거나 사회복지시설에 병설하는 경우 사무실 병용 가능

② 인력기준
- 사회복지사와 사무원, 보조원은 필요한 경우 기관 자율에 의해 채용
- 요양보호사(1급 또는 2급)는 최소 3명 이상
- 요양보호사 1급 : 장기요양급여 수급자에게 신체활동 지원, 일상생활 지원
- 요양보호사 2급 : 장기요양급여 수급자에게 신체활동을 제외한 일상생활 지원
- 관리책임자는 사회복지사, 의료인 또는 요양보호사 1급 중 실무경력 5년 이상인 자(복지부 장관이 고시하는 교육 이수)로 상근하는 자

관리책임자	사회복지사	요양보호사	사무원	보조원
1명	필요 수	3명 이상 (1급 또는 2급)	필요 수	필요 수

- 방문요양과 방문목욕사업을 함께 운영하는 경우 요양보호사는 상호 겸직 가능
- 타 재가 서비스를 함께 운영하거나 사회복지시설에 병설하는 경우 관

리책임자 겸직 가능

(2) 방문간호

① 시설기준

구분	사무실	통신설비, 집기 등 사업에 필요한 설비 및 비품	혈압계, 온도계 등 간호에 필요한 비품
방문간호	○	○	○

- 시설전용면적 16.5㎡ 이상 (연면적)
- 사무실 내 또는 사무실과 별도로 탈의 공간을 갖추어야 함.
- 의료기관(보건소, 보건지소, 보건진료소를 포함)에서 병설 운영하는 경우 당해 의료기관의 시설, 설비, 비품을 공동 사용할 수 있음.

② 인력기준

- 간호사 또는 간호조무사 2명 이상, 구강위생을 제공하는 경우 치과위생사 1명 이상
- 방문간호 서비스를 제공하는 간호사나 간호조무사(최근 10년 이내에 간호업무 경력이 2년 이상인 간호사, 최근 10년 이내에 간호보조업무 경력이 3년 이상인 간호조무사로서 복지부 장관이 정하는 교육을 이수한 자, 치과위생사)
- 의료기관이 방문간호를 하는 경우 관리책임자는 의사, 한의사 또는 치과의사 중에서 상근하는 자
- 의료기관이 아닌 재가장기요양기관이 방문간호를 하는 경우 관리책임자는 최근 10년 이내에 간호업무 경력이 2년 이상인 간호사로서 상근하는 자

관리책임자	간호사 또는 간호조무사	치과위생사
1명	2명 이상	1명 이상(구강위생을 제공하는 경우)

– 의료기관에서 방문간호사업을 병설하는 경우 의료기관 소속 간호사, 간호조무사, 치과위생사 중 방문간호의 자격기준을 갖춘 자가 겸직 가능

(3) 방문목욕
① 시설기준

구분	사무실	통신설비, 집기 등 사업에 필요한 설비 및 비품	이동용 욕조 또는 이동목욕차량
방문목욕	O	O	O

– 시설전용면적 16.5㎡ 이상 (연면적)
– 사무실 내 또는 사무실과 별도로 탈의 공간을 갖추어야 함.
– 이동목욕차량이란 이동용 욕조, 급탕기, 물탱크, 호스릴 등을 갖춘 차량을 의미
– 타 재가 서비스를 함께 운영하거나 사회복지시설에 병설하는 경우 사무실 병용 가능

② 인력기준
– 사무원, 보조원은 필요한 경우 기관 자율에 의해 채용
– 요양보호사 1급을 2명 이상 배치하여야 함.
– 관리책임자는 사회복지사, 의료인 또는 요양보호사 1급 중 실무경력 5년 이상인 자(복지부 장관이 고시하는 교육 이수)로 상근하는 자

관리책임자	요양보호사	사무원	보조원
1명	2명 이상	필요 수	필요 수

– 방문요양과 방문목욕사업을 함께 운영하는 경우 요양보호사는 상호 겸직 가능

- 타 재가 서비스를 함께 운영하거나 사회복지시설에 병설하는 경우 관리책임자 겸직 가능

(4) 주·야간 보호
① 시설기준
- 이용정원 5인 기준 연면적 90㎡ 이상(이용정원 6인 이상의 경우 1인당 6.6㎡ 이상의 공간 추가 확보)
- 주·야간보호, 단기보호를 함께 제공하거나 사회복지시설에 병설하는 경우에는 공동으로 사용하는 시설의 면적을 포함하여 각각 90㎡ 이상이 되어야 함.

구분	거실	사무실	의료·간호사실	작업·일상동작훈련실	식당·조리실	화장실	세면장·목욕실	세탁장·건조장
수급자 10인 이상	o	o	o	o	o		o	
수급자 10인 미만	o	o		o	o		o	

- 주·야간보호, 단기보호사업을 함께 운영하거나 사회복지시설에 병설하는 경우 거실, 침실 이외의 시설은 지장이 없는 범위에서 병용 가능

② 인력기준
- 요양보호사는 1급으로 수급자 7명당 1명 이상 배치하여야 함.
- 관리책임자는 사회복지사, 의료인 또는 요양보호사 1급 중 실무경력 5년 이상인 자(복지부 장관이 고시하는 교육 이수)로 상근하는 자

구분	관리 책임자	사회 복지사	간호 (조무)사	물리(작업) 치료사	요양 보호사	사무원	조리원	보조원 운전사
수급자 10인 이상	1명	1명 이상	1명 이상		수급자 7명당 1명 이상(1급)	필요 수	필요 수	필요 수
수급자 10인 미만	1명	–	1명 이상			–	필요 수	필요 수

- 타 재가 서비스를 함께 운영하거나 사회복지시설에 병설하는 경우 관리 책임자 겸직 가능

(5) 단기보호

① 시설기준

- 이용정원 5인 기준 연면적 90㎡ 이상(이용정원 6인 이상의 경우 1인당 6.6㎡ 이상의 공간 추가 확보)

- 주·야간보호, 단기보호를 함께 제공하거나 사회복지시설에 병설하는 경우에는 공동으로 사용하는 시설의 면적을 포함하여 각각 90㎡ 이상이 되어야 함.

구분	침실	사무실	의료· 간호사실	작업·일상 동작훈련실	식당· 조리실	화장실	세면장· 목욕실	세탁장· 건조장
수급자 10인 이상	○	○	○	○	○	○	○	
수급자 10인 미만	○	○	○	○		○	○	

- 주·야간보호, 단기보호사업을 함께 운영하거나 사회복지시설에 병설하는 경우 거실, 침실 이외 시설은 사업에 지장이 없는 범위에서 병용 가능

② 인력기준

- 요양보호사는 1급으로 수급자 4명당 1명 이상 배치하여야 함.
- 관리책임자는 사회복지사, 의료인 또는 요양보호사 1급 중 실무경력 5년 이상인 자(복지부 장관이 고시하는 교육 이수)로 상근하는 자

구분	관리책임자	사회복지사	간호(조무)사	물리(작업)치료사	요양보호사	사무원	조리원	보조원운전사
수급자 10인 이상	1명	1명 이상	수급자 25명당 1명	1명(수급자 30명 이상)	수급자 4명당 1명 이상(1급)	–	필요 수	필요 수
수급자 10인 미만	1명	–	1명			–	필요 수	필요 수

- 타 재가 서비스를 함께 운영하거나 사회복지시설에 병설하는 경우 관리 책임자 겸직 가능

4) 겸직, 병용 규정

① 겸직 규정

병설 유형	겸직 운영
의료기관(보건소, 보건의료원, 보건진료소 포함)과 방문간호의 병설운영	당해 의료기관의 간호사 또는 간호조무사 중에서 방문간호를 제공할 수 있는 자격기준을 갖춘 자가 방문간호 겸직 가능
방문요양, 방문목욕 또는 방문간호사업을 사회복지시설과 병설운영	관리책임자 겸직 가능
방문요양, 방문목욕, 방문간호의 관리책임자가 어느 하나 이상의 재가급여(주·야간, 단기보호 포함)를 동시에 관리하는 경우	관리책임자 겸직 가능
방문요양사업과 방문목욕사업	요양보호사 1급 상호 겸직 가능

② 병용 규정

병설유형	병용 규정
의료기관(보건소, 보건의료원, 보건진료소 포함)과 방문간호의 병설운영	중복되는 시설, 설비, 비품 공용 가능
방문요양, 방문목욕 또는 방문간호사업을 사회복지시설과 병설운영	중복되는 시설, 설비 공용 가능
방문요양, 방문목욕, 방문간호의 관리책임자가 어느 하나 이상의 재가급여(주·야간, 단기보호 포함) 또는 시설급여를 동시에 제공하는 경우	중복되는 시설, 설비 공용 가능

예시 ❶ 방문요양과 방문목욕사업을 겸직하는 경우

사업유형	관리책임자	요양보호사
방문목욕	1인(겸직)	1급 2명을 포함하여 최소 3인 이상
방문요양		

예시 ❷ 노인복지관에서 방문요양과 방문목욕을 겸직하는 경우

사업유형	관리책임자	요양보호사
방문목욕	1인(사회복지관장이 겸직)	1급 2명을 포함하여 최소 3인 이상 (기존에 방문목욕사업을 하던 종사자가 있는 경우 요양보호사 인력으로 자격유예 가능)
방문요양		

예시 ❸ 방문요양과 방문간호, 방문목욕사업을 겸직하는 경우

사업유형	관리책임자	요양보호사	간호사
방문목욕	1인(간호사 겸직)	1급 2명을 포함하여 최소 3인 이상	2명
방문요양			
방문간호			

③ 노인요양시설

1) 기능

　노인요양시설이란 치매·중풍 등 노인성질환으로 요양이 필요한 노인을 입소하게 하여 급식·요양 기타 일상생활에 필요한 편의를 제공하는 것을 목적으로 하는 시설로서 노인요양시설, 노인요양 공동생활가정 등이 이 시설에 포함된다. 기존의 노인요양시설, 실비 노인요양시설, 유료 노인요양시설, 노인전문요양시설, 유료 노인전문요양시설 등의 시설유형이 모두 노인요양시설로 통합되었다(2008년 4월 4일 기준).

　노인요양 공동생활가정은 치매·중풍 등 노인성질환으로 심신에 상당한 장애가 발생하여 도움을 필요로 하는 노인에게 가정과 같은 주거여건과 급식·요양 그 밖의 일상생활에 필요한 편의를 제공함을 목적으로 하는 시설이다.

| 표 1-4 | 보험급여를 받는 장기요양기관(주·야간보호 포함)의 서비스 내용

분류	서비스 내용
개인위생·목욕·배설 등	• 세면도움, 구강관리, 몸청결[전신 청결(물수건 등), 회음부 세척 등] • 목욕 유도, 몸씻기, 머리감기, 몸단장, 옷 갈아입기, 얼굴씻기 등 • 배설 유도, 배설 처리 등
식사 보조	• 식사 도움, 지켜보기, 뒷처리
전문간호 및 처치	• 약물치료, 호흡기·순환기·소화기 등 처치 • 관찰, 측정, 검사, 지도, 감염예방
신체활동 및 물리치료 등 기능훈련	• 체위변경, 이동, 외출동행 • 물리치료, 작업치료, 기타 기능훈련(일상생활 동작훈련)
문제행동 대처	• 배회노인 대처, 불결행위·폭력행위 대처 등
다양한 프로그램 운영	• 운동치료, 미술요법, 음악요법, 치료 레크리에이션, 웃음치료 등 • 노래방, 꽃꽂이, 다도, 수지침, 구연동화 • 각종 종교활동, 건강교육 • 생신잔치, 봄가을 나들이, 송년잔치

2) 설치절차

(1) 설치주체

노인요양시설의 설치주체는 국가, 지방자치단체, 법인 또는 개인이 될 수 있다. 설치주체가 법인인가 개인시설인가에 따라 절차가 많이 달라진다.

(2) 설치절차

법인시설의 경우에는 시·군·구청의 담당 공무원과 상담을 통해 시설부지 확보, 확보된 부지에 시설설치가 가능한지 여부, 국고지원 가능 여부, 사회복지법인 설립절차 등에 대한 도움을 받아야 한다. 사회복지법인 설립요건을 갖추면 설립 신청을 하여 설립허가를 받게 된다. 개인시설의 경우에는 별다른 절차 없이 노인복지법 시행규칙에 따라 시설·인력기준을 갖추어 시설 소재지 관할 시·군·구청(기초자치단체)에 신고한다.

(3) 신고 시 필요서류

| 표 1-5 | 노인요양시설 신고 시 필요서류

설치주체	필요서류
공통	• 위치도, 평면도, 설비구조내역서 1부 • 입소자의 비용부담 관계서류 1부 • 사업계획서 1부 • 시설을 설치할 토지 및 건물의 소유권을 증명할 수 있는 서류 1부
법인	• 정관 1부

3) 설치요건

노인복지법 시행규칙의 시설·인력기준을 갖추어야 함.

※ 노인복지법 시행규칙 개정으로 2008년 4월 4일 이후 노인의료복지시설을 설치하는 경우에는 종전보다 강화된 기준이 적용될 것임.

4) 장기요양기관의 지정

(1) 장기요양기관이란?

장기요양기관이란 노인장기요양보험법에 따라 치매·중풍 등 요양보호가 필요한 노인들에게 시설급여 또는 재가급여를 제공하는 기관을 말한다. 시설급여를 제공하는 장기요양기관은 노인의료복지시설 설치절차에 따라 설치 신고한 노인요양시설 및 노인요양 공동생활가정이 시·군·구청장에게 장기요양기관 지정을 신청하여 지정을 받으면 장기요양기관이 된다.

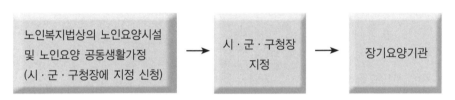

| 그림 1-2 | 장기요양기관의 신청절차

(2) 장기요양기관의 지정절차

장기요양기관의 지정절차를 그림으로 나타내면 〈그림 1-3〉과 같다.

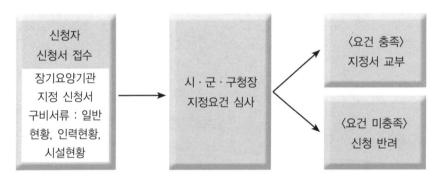

| 그림 1-3 | 장기요양기관의 지정절차

① 지정대상 : 노인요양시설, 노인요양 공동생활가정

구 노인복지법에 따라 설치 신고된 노인요양시설, 실비 노인요양시설, 유료 노인요양시설, 노인전문요양시설, 유료 전문요양시설 등은 노인요양시설로 통합됨(2008년 4월 4일부터).

② 신청접수처 : 신청기관의 소재지를 관할하는 시·군·구청

③ 신청서류

    – 장기요양기관 지정신청서 1부

    – 구비서류 : 일반현황, 인력현황, 시설현황 각 1부

                 자격증 사본(인력 중 자격보유가 필요한 시설장, 간호사, 요양

                 보호사, 물리치료사, 사회복지사 등)

(3) 상세지정요건(시설·인력 기준)

2008년 4월 4일 이전 설치 신고된 의료 노인복지시설은 구 노인복지법의 시설·인력기준을 갖추고, 2008년 4월 4일 이후 설치 신고된 의료 노인복지시설은 신 노인복지법의 시설·인력기준을 갖추어야 함.

  ① 2008년 4월 4일 이전 설치 신고된 시설

    – 신 노인복지법의 시설·인력 기준이 5년간 유예되며, 인력의 자격 기준은 2년간 유예

    – 구 노인복지법 시행규칙의 각 시설유형(요양, 실비요양, 유료요양, 전문요양, 유료전문요양)에 맞는 시설·인력의 요건을 갖추었는지 여부를 확인하여 지정

      • 구 노인복지법 시행규칙에 의한 각 시설유형별 시설기준을 갖추지 못한 시설은 지정대상에서 제외

      • 일시적인 구인상태 등에 따라 인력기준을 1~2명 정도 갖추지 못한 시설은 급여개시 이전 충원을 전제로 지정

    ※ 일시적 인력미비가 아니라 상당히 미달하는 시설의 경우 1년 이내 구법상의 기준을 갖출 것을 조건부로 지정하고 수가에서 차감 지급할 계획 → 차감 인력기준 및 차감비율 검토 중

> **참고 ❶** 일본의 경우 인력기준을 갖추지 못하는 시설에 대해 본수가의 30%를 차감하여 지급하고 있음.
>
> **참고 ❷** 인력현황 변경신고를 하지 않고 급여를 청구하면 부당청구가 될 수 있으므로 반드시 인력현황 변동내역을 성실하게 신고하여야 함.

| 표 1-6 | 시설기준(구 노인복지법 기준)

시설/입소자	구분	거실	사무실	의무실	생활지도원실	간호사실	자원봉사자실	물리치료실	오락실	식당 및 조리실	비상재해대비시설	화장실	세면장 및 목욕실	세탁장 및 세탁물건조장	경비실
노인요양시설·실비노인요양시설	30명 이상	o	o	o	o	o	o	o	o	o	o	o	o	o	
	30명 미만 10명 이상	o			o			o	o	o	o	o	o		
	10명 미만	o								o	o		o		
유료노인요양시설	30명 이상	o	o	o	o			o	o	o	o	o	o	o	
	30명 미만 10명 이상	o			o			o	o	o	o	o	o	o	
	10명 미만	o								o	o		o		o
노인전문요양시설	30명 이상	o	o	o	o		o	o	o	o	o	o	o	o	o
	30명 미만 10명 이상	o			o			o	o	o	o	o	o	o	o
	10명 미만	o								o	o		o		
유료노인전문요양시설	30명 이상	o	o	o	o			o	o	o	o	o	o	o	o
	30명 미만 10명 이상	o			o			o	o	o	o	o	o	o	o
	10명 미만	o								o	o		o		

※ 세탁물을 전량 위탁처리하는 경우 세탁장 및 세탁물건조장을 두지 않아도 됨.

나. 인력기준

| 표 1-7 | 인력기준(구 노인복지법 기준)

시설/입소자	구분	시설장	총무	생활복지사	전담(촉탁)의사	간호(조무)사	물리치료사	생활지도원	사무원	영양사	조리원	위생원	관리인
노인요양시설·실비노인요양시설	30명 이상	1명	1명	1명	필요수	1명(입소자25명당1명추가)	1명	입소자7명당1명	필요수	1명	필요수	필요수	필요수
	30명 미만 10명 이상	1명	1명		필요수	1명	필요수	입소자7명당1명			필요수	필요수	
	10명 미만	1명				1명		1명					
유료노인요양시설	30명 이상	1명	1명	1명	필요수	1명(입소자25명당1명추가)	1명	입소자5명당1명	필요수	1명	필요수	필요수	필요수
	30명 미만 10명 이상	1명	1명		필요수	1명	필요수	입소자5명당1명			필요수	필요수	
	10명 미만	1명				1명		1명					
노인전문요양시설	30명 이상	1명	1명	1명	필요수	1명(입소자25명당1명추가)	1명	입소자3명당1명	필요수	1명	필요수	필요수	필요수
	30명 미만 10명 이상	1명	1명		필요수	1명	필요수	입소자3명당1명			필요수	필요수	
	10명 미만	1명				1명		입소자3명당1명					
유료노인전문요양시설	30명 이상	1명	1명	1명	필요수	1명(입소자25명당1명추가)	1명	입소자3명당1명	필요수	1명	필요수	필요수	필요수
	30명 미만 10명 이상	1명	1명		필요수	1명	필요수	입소자3명당1명			필요수	필요수	
	10명 미만	1명				1명		입소자3명당1명					

※ 인력기준 상세요건

1. 간호(조무)사는 입소자 30명 이상 시설인 경우 입소자가 없더라도 기본 1명 배치하며, 입소
   자가 25명을 넘어서는 경우 입소자 ÷ 25로 계산한 값을 반올림한 인원수를 배치
   예시) 입소자 38명인 경우 : 38 ÷ 25 = 1.52 를 반올림하면 2 ⇒ 2명 배치

2. 물리치료사는 입소자 100명당 1인 배치, 100인 초과 때마다 1명 추가 배치

3. 총무, 영양사는 입소자 50명 이상인 경우에 한해서 배치 (50명 미만시설 배치 불요)

4. 생활지도원은 입소자가 없더라도 기본 1명 배치하며, 입소자가 O인당 1인으로 규정된 인
   원수를 넘어서는 경우 입소자 ÷ O (O명당 1인 배치기준)로 계산한 값을 반올림한 인원수를
   배치
   예시) 유료 요양시설의 입소자가 32명인 경우 : 32 ÷ 5 = 6.4 를 반올림하면 6 ⇒ 6명 배치
   　　　유료 요양시설의 입소자가 33명인 경우 : 33 ÷ 5 = 6.6 을 반올림하면 7 ⇒ 7명 배치

5. 협약의료기관제도 도입에 따라 촉탁의를 두거나 의료기관과 협약을 체결하여야 함.

다. 기존 종사자 요양보호사 자격유예

- 노인장기요양보험제도가 시행되면 요양보호사 자격증 보유자만이 노인
  에 대한 직접 수발을 제공할 수 있음(2008년 7월 1일 이후 생활지도원을 신
  규 채용하는 경우 반드시 요양보호사 자격증 보유자를 채용하여야 함).

- 다만, 기준일(2008.7.1) 현재 노인복지시설에서 생활지도원 또는 가정봉
  사원으로 근무하고 있는 기존 종사자는 2년간 요양보호사 자격 취득 없
  이 업무 종사 가능

- 유예기준일 : 2008년 7월 1일

- 유예대상자
  • 유예기준일 현재 노인복지시설에서 생활지도원 또는 가정봉사원으
    로 근무하고 있는 자로서 기관에서 근무사실을 증빙할 수 있는 자
  • 노인복지관, 사회복지관 등 사회복지시설에서 방문목욕 서비스를 제공
    하는 자로서 기관에서 근무사실을 증빙할 수 있는 자

- 증빙방법
  • 근무기관에서 발급한 재직증명서

② 2008년 4월 4일 이후 설치신고된 시설

　－ 신 노인복지법 시행규칙에 맞는 시설·인력의 요건을 갖추었는지 여부를 확인하여 지정

　　• 시설유형별 시설기준을 갖추지 못한 시설은 지정대상에서 제외

　　• 일시적인 구인상태 등에 따라 인력기준을 1~2명 정도 갖추지 못한 시설은 급여개시 이전 충원을 전제로 지정 → 인력현황 변경 시 변경신고

　　※ 인력현황 변경신고를 하지 않고 급여를 청구하면 부당청구가 될 수 있으므로 반드시 인력현황 변동내역을 성실하게 신고하여야 함.

가. 시설기준

| 표 1-8 | 시설기준

시설/입소자 구분		침실	사무실	요양보호사실	자원봉사자실	의료및간호사실	물리(작업)치료실	프로그램실	식당및조리실	비상재해대비시설	화장실	세면장및목욕실	세탁장및세탁물건조장
노인요양시설	30명 이상	o	o	o	o	o	o	o	o	o	o	o	o
	30명 미만 10명 이상	o		o		o	o	o	o	o	o		o
노인요양 공동생활가정		o		o			o		o	o		o	

※ 세탁물을 전량 위탁처리하는 경우 세탁장 및 세탁물건조장을 두지 않아도 됨.

나. 인력배치기준

　－ 2008년 7월 1일 이후 생활지도원을 신규채용하는 경우 반드시 요양보호사 자격증 보유자를 채용하여야 함(7월 이전 생활지도원은 2년간 자격유예).

|표 1-9 | 인력배치기준

시설/입소자	직종	시설의장	사무국장	사회복지사	의사(촉탁의사, 한의사 포함)	간호(간호조무사)	물리치료사(작업치료사)	요양보호사	사무원	영양사	조리원	위생원	관리인
노인요양시설	30명 이상	1명	1명	1명	필요수	입소자 25명당 1명	1명	입소자 2.5명당 1명	필요수	1명	필요수	필요수	필요수
	30명 미만 10명 이상	1명	1명		필요수	1명	필요수	입소자 2.5명당 1명			필요수	필요수	
노인요양공동생활가정		1명				1명		입소자 3명당 1명					

※ 인력기준 상세요건

1. 사무국장은 입소자 50명 이상인 경우에 한해서 배치 (50명 미만시설 배치 불요)

2. 사회복지사, 물리치료사는 기본 1명을 배치하고, 입소자 100명 초과 시마다 1명 추가

3. 사회복지사는 사회복지사 자격증을 소지자여야 함.

4. 영양사는 입소자 50명 이상인 경우에 한해서 배치 (50명 미만시설 배치 불요)

5. 시설장은 사회복지사 자격증 소지자 또는 「의료법」 제2조에 따른 의료인이어야 함.

6. 물리치료사 또는 작업치료사는 「의료기사 등에 관한 법률」에 따른 물리치료사 또는 작업치료사 면허 소지자여야 함.

7. 간호(조무)사는 입소자 30명 이상 시설인 경우 입소자가 없더라도 기본 1명을 배치하며, 입소자가 25명을 넘어서는 경우 입소자 ÷ 25로 계산한 값을 반올림한 인원수를 배치
    예시) 입소자 38명인 경우 : 38 ÷ 25 = 1.52를 반올림하면 2 ⇒ 2명 배치

8. 요양보호사는 입소자가 없더라도 기본 1명을 배치하며, 입소자가 2.5명(공동생활가정은 3명)을 넘어서는 경우 입소자 ÷ 2.5(공동생활가정은 3)로 계산한 값을 반올림한 인원수를 배치
    예시) 입소자 17명인 요양시설의 경우 : 17 ÷ 2.5 = 6.8을 반올림하면 7 ⇒ 7명 배치
          입소자 16명인 요양시설의 경우 : 16 ÷ 2.5 = 6.4를 반올림하면 6 ⇒ 6명 배치

9. 협약의료기관제도 도입에 따라 촉탁의를 두거나 의료기관과 협약을 체결하여야 함(협약의료기관 및 촉탁의사 운영규정 참조).

5) 장기요양기관의 겸직기준 및 병용 규정

① 겸직 규정

| 표 1-10 | 겸직 규정

병설유형	겸직 운영
의료기관(보건소, 보건의료원, 보건진료소 포함)과 방문간호의 병설 운영	당해 의료기관의 간호사 또는 간호조무사 중에서 방문간호를 제공할 수 있는 자격기준을 갖춘 자가 방문간호 겸직 가능
방문요양, 방문목욕 또는 방문간호사업을 사회복지시설과 병설 운영	관리책임자 겸직 가능(방문간호 포함 시 관리책임자는 간호사여야 함)
방문요양, 방문목욕, 방문간호의 관리책임자가 어느 하나 이상의 재가급여(주·야간, 단기보호 포함)를 동시에 관리하는 경우	관리책임자 겸직 가능(방문간호 포함 시 관리책임자는 간호사여야 함)
방문요양사업과 방문목욕사업	요양보호사 1급 상호 겸직 가능
사회복지시설에 주·야간보호시설을 병설하는 경우	당해 시설의 간호(조무)사 또는 물리(작업)치료사가 주·야간시설의 해당 업무 겸직 가능
공동주택에 10인 미만의 주·야간보호시설을 설치하는 경우	관리책임자가 요양보호사 자격보유자이면 요양보호사 겸직 가능, 간호(조무)사 또는 물리(작업)치료사 자격보유자이면 간호(조무)사 또는 물리(작업)치료사 겸직 가능 ⇒ 상시 2인으로 운영 가능
요양시설에서 방문요양사업을 병설하는 경우	당해 요양시설에 배치된 요양보호사의 수가 최근 3개월 동안 법정 배치기준을 초과하는 경우 그 평균초과 인력이 방문요양의 요양보호사 겸직 가능

② 병용 규정

| 표 1-11 | 병용 규정

병설유형	공동사용
의료기관(보건소, 보건의료원, 보건진료소 포함)과 방문간호의 병설 운영	중복되는 시설 · 설비 · 비품 공용 가능
방문요양, 방문목욕 또는 방문간호사업을 사회복지시설과 병설 운영	중복되는 시설 · 설비 공용 가능
방문요양, 방문목욕 또는 방문간호를 제공하는 재가장기요양기관이 어느 하나 이상의 재가급여(주 · 야간보호, 단기보호 포함) 또는 시설급여를 동시에 제공하는 경우	중복되는 시설 · 설비 공용 가능

－노인의료복지시설 : 동일인(법인 또는 개인)이 동일 대지(또는 필지)에 2개 이상의 시설을 설치하여 운영하는 경우(병설 운영의 경우)에는 시 · 군 · 구청장의 판단아래 1명의 시설장이 2개 이상의 시설장을 겸임하게 할 수 있다. 이 때 시설장은 당해 시설에서 상근해야 한다. 동일인의 운영시설이라도 2개 이상의 시 · 군 · 구에 각각 위치하고 있거나 동일 시 · 군 · 구 내에 있더라도 거리가 떨어져 있는 경우에는 시설장 겸직이 불가능하다.
－노인요양 공동생활가정 : 동일인이 동일 건물에 노인요양 공동생활가정을 설치할 경우 시설장 겸직은 2개 시설까지 인정하며, 동 규정은 지침 개정 이후(2009.1.1) 설치신고하는 시설에 적용한다. 동일 건물에 최대 5개소까지만 설치가 가능하며, 동일 건물에 설치하는 경우 개소당 갖추어야 하는 각각의 시설과 설비를 갖추어야 한다.

4 사회복지법인의 설립

1) 성격과 사업내용

사회복지법인은 사회복지사업법 제2조에서 정한 사회복지사업을 행할 목적으로 동법 제16조에 의거 설립되는 법인으로서 비영리 공익법인이며, 재단법인의 성격을 동시에 지닌다. 사회복지법인은 사회복지시설을 설치·운영하는 법인과 사회복지사업을 지원하는 법인으로 분류되며, 원칙적으로 사회복지사업법의 적용을 받음과 동시에 목적사업에 따라 관련 법률의 적용도 받게 된다.

노인복지사업을 하는 사회복지법인의 경우 사회복지사업법, 노인복지법, 기초생활보장법 등이 적용된다. 또한 사회복지법인에 관하여 법률에서 정하고 있지 않은 사항에 대해서는 민법의 법인에 관한 규정인 제31조 내지 제97조와 공익법인의 설립 운영에 관한 법률을 준용한다. 그리고 각종 세법에 사회복지법인의 비과세 또는 면세에 관하여 규정되어 있으며, 도시계획법, 건축법, 소방법 등 사회복지법인 및 사회복지시설의 설치·운영에 직간접으로 관련된 법률을 준수하여야 한다.

사업내용은 공익성과 공공성이 강한 사회복지사업의 건실한 수행을 위해 법인의 설립, 변경, 소멸 및 지도, 감독 등에 관한 사항을 사회복지사업법 등에 세부적으로 규정한다.

사회복지사업은 사회복지 관련 법률 제2조에 의하여 보호, 선도 또는 복지에 관한 사업, 사회복지상담, 부랑인 및 노숙인 보호, 직업보도, 무료숙박, 지역사회복지, 의료복지, 재가복지, 사회복지관 운영, 정신질환자 및 한센병력자 사회복귀에 관한 사업 등 각종 복지 사업, 사회복지사업과 관련된 자원봉사활동 및 복지시설의 운영 또는 지원을 목적으로 하는 사업을 한다.

2) 설립허가

(1) 허가절차

① 허가신청

사회복지법인은 설립신청 당시의 사회복지법인의 주된 사무소의 소재지를 관할하는 시·군·구청을 경유하여 시장·도지사에게 신청한다. 신청인은 신청서 제출 전 법인 주사무소가 소재하게 될 시·도 및 시·군·구와 법인설립 필요성 등에 대해 충분하게 협의한다.

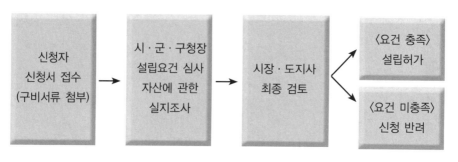

| 그림 1-4 | 사회복지법인 신청절차

② 처리절차

접수된 후 서류검토 및 요건심사를 거친 후 허가한다. 목적사업이 2개
이상의 시도에 걸쳐 있는 법인에 대해서는 관련 시도의 의견을 충분히
수렴한 후 결정한다.

(2) 재산의 출연

① 출연재산의 종류

사회복지법인에 출연하는 재산은 부동산, 현금, 유가증권 등의 형태로
가능하나, 그 재산에 제한물권(지상권, 근저당권, 가등기 등)이 설정되어 있
거나, 가압류, 가처분 등이 되어 있어서 법인이 채무를 부담하거나 재산
권행사가 제한되어서는 안 된다.

② 법인재산의 구분(법 제23조, 규칙 제12조)

사회복지법인의 재산은 기본재산과 보통재산으로 구분하며, 기본재산은
그 목록과 가액을 정관에 기재하여야 한다. 기본재산은 목적사업용 기본
재산과 수익용 기본재산으로 구분한다. 다만, 지원법인은 이를 구분하지
않을 수 있다.

가. 기본재산

부동산, 정관에서 기본재산으로 정한 재산, 이사회의 결의에 의하여

기본재산으로 편입된 재산을 모두 포함하는 재산이다. 시설설치 운영 법인의 경우 기본재산의 기준(규칙 제13조)은 시설종류별 설치기준에 적합한 시설(건물)과 부지를 갖추거나 갖출 수 있는 목적사업용 기본재산을 갖추어야 하고, 시설설치 부지는 시설설치 가능한 지역이어야 한다. 시설별 설치기준은 노인복지법, 장애인복지법, 아동복지법 등 각 개별 법령에 규정되어 있다.

생활시설의 경우 상시 10인 이상 시설입소자를 보호할 수 있는 목적사업용 기본재산을 갖추되, 개별 법령에서 10인 미만의 소규모시설을 따로 정하고 있는 경우에는 해당 법령에 의한 시설의 설치기준에 해당하는 목적사업용 기본재산을 갖추어야 한다.

노인복지시설은 상시 5인 이상의 시설이므로 시설의 설치기준에 해당하는 목적사업용 기본재산을 갖추어야 한다.

이용시설은 해당법인이 설치, 운영하고자 하는 시설을 갖출 수 있는 목적사업용 기본재산을 갖추어야 한다.

지원법인은 사회복지시설 운영을 목적으로 하지 않고, 일정한 출연재산에서 발생하는 수익 등으로 다른 시설이나 보호대상자 등 사회복지사업법 제2조 제1항에서 정한 사회복지사업을 지원하는 것을 목적으로 하는 법인을 말하다.

지원법인의 출연된 기본재산으로부터 발생하는 수익으로 인건비, 사업비 등 법인 운영경비의 전액을 충당할 수 있는 기본재산을 갖추어야 한다. 지원법인은 법인설립 당시에 기본재산을 갖추어야 하며, 후원금, 기부금 등은 기본재산으로 인정하지 않는다

나. 보통재산

기본재산 이외의 재산이 포함된다.

다. 출연재산의 귀속(민법 48조)

생전처분으로 법인을 설립할 때 출연재산은 법인이 성립된 시기부터 법인의 재산이 된다. 유언으로 법인을 설립할 때에는 출연재산은 유언의 효력이 발생한 날로부터 법인에 귀속한 것으로 본다.

(3) 설립허가 신청서류

① 설립취지서

- 법인설립 취지를 육하원칙에 의해 기재하고, 발기인 회의록에는 재산 출연사항, 임원선출, 정관의 심의의결, 사업계획 및 수지예산 등에 관한 의결사항을 포함하여 발기인 전원이 기명을 날인한다.

- 설립 발기인 명단에는 직위, 성명, 주민등록번호, 주소 및 약력 등을 간략하게 기재한다.

② 정관(법 17조)

- 법인의 정관에는 ⓐ 목적, ⓑ 명칭, ⓒ 사무소의 소재지, ⓓ 사업의 종류(구체적으로 명확하게 기재), ⓔ 자산 및 회계에 관한 사항, ⓕ 임원의 임명 등에 관한 사항, ⓖ 회의에 관한 사항, ⓗ 수익을 목적으로 하는 사업이 있는 경우에는 그에 관한 사항, ⓘ 정관의 변경에 관한 사항, ⓙ 존립 시기나 해산사유를 정한 때에는 그 시기와 사유 및 잔여재산의 처리방법, ⓚ 공고 및 그 방법에 관한 사항 등을 기재한다.

- 첨부서류는 법인설립 당시의 기본재산목록, 임원명단, 법인이 사용할 인장을 첨부한다.

- 정관은 관계법규에 어긋남이 없도록 하고 발기인 전원이 기명날인을 한다.

③ 재산출연증서

- 출연재산의 구체적 내용(소재지, 지목, 지적, 평가가액 등)을 기재한다.

- 출연인의 인적사항과 출연일자를 기재한 후 인감날인한다.

- 주식, 예금 등의 출연행위에 대하여는 공증인의 공증을 받도록 한다.

- 출연자의 인감증명을 첨부하고 인감증명의 용도는 '사회복지법인에 대한 재산출연용'으로 한다.

④ 재산소유증명서

- 부동산 등기부등본, 주식의 주주명부 사본, 현금의 경우 예금잔고증명, 유가증권의 사본, 각종 무체재산권의 등록필증 사본 등을 첨부한다.

⑤ 재산평가조서

- 기본재산과 보통재산으로 구분하고, 기본재산은 목적사업용과 수익사업용으로 구분하여 평가가액을 일목요연하게 파악할 수 있도록 작성한다. 지원법인은 목적용과 수익용을 구분하지 않을 수 있다.
- 부동산은 지가공시 및 토지 등의 평가에 관한 법률에 의한 감정평가법인의 감정평가서 또는 표준지의 공시지가를 기준으로 산정한 지가확인서를 첨부한다.
- 예금 등은 그 현재액을 증명할 수 있는 잔고증명서와 기타 각종 재산을 평가할 수 있는 증빙서류를 첨부한다.

⑥ 재산수익조서

- 수익용 기본재산을 갖춘 경우에 한하여 수익을 파악할 수 있도록 작성하고 수익산출 근거를 명시하며, 수익을 증명할 수 있는 기관이 발행하는 증빙서류(수익확인서, 배당이익증명서, 이자수익확인서, 납세필증 등)를 첨부한다.

⑦ 임원에 관한 사항

- 임원의 취임승낙서, 인감증명서, 임원의 이력서, 특수 관계 부존재 각서 등을 작성한다.
- 출연자 및 임원 상호간의 관계에 있어서 사회복지사업법시행령 제9조의 규정에 의한 '특별한 관계에 있는 자'가 이사 현원의 5분의 1을 초과하지 않음을 입증하는 각서를 작성한다.

⑧ 사업계획서 및 예산서

- 설립 해당연도 및 다음연도의 예산서 및 사업계획서(사업개시 예정일 명기)를 작성한다.

(4) 설립허가 과정

경유기관은 자산에 관한 실지조사결과와 법인설립의 필요성 등에 관한 검토의견서를 작성, 첨부하여야 한다.

① 자산에 관한 실지조사결과서

    – 출연자산의 소유권 및 사용권(사용제한 여부 : 용도지역 구분)이 확실한지 여부를 기록한다.

    – 출연재산에 제한물권(지상권, 저당권 등)의 설정, 가압류, 가처분 등이 되어 있어 법인이 채무를 부담하게 되거나 재산권행사가 제한되는 경우에는 타인의 의사에 의하여 법인의 목적사업이 중단 또는 변경될 수 있으므로 기본재산으로 인정하지 않는다.

    – 시설 설치 시 입지적 여건, 건축가능 여부를 기록한다.

② 법인설립의 필요성 등에 관한 검토의견서

    – 사업계획서 및 수지예산서의 적정 여부를 작성한다.

    – 예산서에 따른 재원확보 가능성 여부를 작성한다.

    – 시설설치 예정지가 타 시 · 도인 경우 소재지 관할 시 · 도지사의 의견 청취 반영 여부를 작성한다.

③ 기타 특기사항 및 의견

요약

노인요양시설은 우리나라의 노인부양문제가 사회문제로 대두되면서 그 필요성이 부각되고 있다. 노인장기요양보험법의 신설은 특히 노인장기요양시설의 종류와 기능 및 운영에 대한 세부지침을 제시함으로써 노인요양시설을 증가시키고 운영방법에 변화를 가져오는 중요한 요소가 되었다.

노인요양시설 입소의 사회적 의미는 자녀와 별거하며, 자신의 생존에 필요한 중요한 부분을 가족 이외의 사람이나 기관의 결정에 의존함으로써 가족이 시설의 결정에 대부분 동의하고 비용을 지불하는 제2의 관리자가 됨을 의미한다. 또한 노인공동체생활을 시작하게 되는 것을 의미하는데, 노인이 가족 곁을 떠나 요양시설에 입소하여 장기간 생활하는 것은 자녀나 손자녀, 혹은 일가친척이 전혀 없는 상태에서 비슷한 연배의 노인들과의 새로운 삶을 시작하는 의미를 갖는다.

노인요양시설의 주요기능은 ① 주거시설의 역할, ② 가정의 역할, ③ 의료시설의 역할이다. 동시에 노부모를 입소시킨 가족들에게 최대의 신뢰를 조성하는 공익적 기관의 위상을 정립해야 하며, 응급 시 종합병원과의 협조체제가 잘 이루어져야 하며, 보호시설의 기능 또한 수행해야 한다. 따라서 자연재해로 인해 쉽게 고립되거나 노인들의 활동에 불편을 주지 않는 지역에 위치해야 한다.

노인장기요양보험법에 포함되는 노인시설의 종류는 노인의료복지시설, 재가 노인복지시설, 노인주거복지시설이 있다. 노인주거복지시설은 노인의 주거기능을 지원하는 시설로서 양로시설, 노인복지주택, 노인공동생활가정이 포함된다. 노인의료복지시설은 노인요양시설과 노인요양 공동생활가정으로 구분될 수 있으며, 재가 노인복지시설에서는 방문요양 서비스, 방문목욕 서비스, 주·야간보호 서비스, 단기보호 서비스 등의 서비스를 제공한다.

참 I 고 I 문 I 헌

김문실 외, 『노인요양시설 실무론』, 정담미디어, 2008.

김문실 외, 『노인요양시설 경영론』, 정담미디어, 2004.

김옥수 · 김소선 · 김경옥 · 김영애 · 김희승 · 박정숙 · 최원자, 「중년 대상자의 유료노
　　인요양시설에 대한 요구 조사」, 『노인간호학회지』 8권 1호, 10∼13쪽, 2006.

보건사회연구원, 『전국 노인생활실태 및 복지욕구조사』, 2005.

선우덕, 「한국 장기요양보험제도의 실상과 발전적 모색」, 『한국사회복지학회 2008년
　　춘계학술대회 자료집』, 2008.

양선희, 『한국적 노인간호요양원의 속성규명을 위한 연구』, 연세대학교대학원 박사학
　　위논문, 2002.

이인수, 「노인요양시설의 경영에 관한 기초조사」, 『대한보건협회지』 23권 1호, 101∼
　　120쪽, 1997.

조혜숙, 『한국 노인요양시설의 질 관리 지표(QMI) 개발』, 고려대학교대학원 박사학위
　　논문, 2005.

한국보건사회연구원, 「사회복지시설 평가」, 『한국보건사회연구원 정책보고서』, 2001.

한국보건사회연구원, 「소규모 노인의료복지시설 설치 및 운영활성화를 위한 시설설비,
　　인력기준과 운영개선방안 연구」, 『한국보건사회연구원 정책자료집』, 2001.

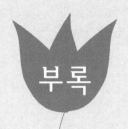

부록

노인요양시설 관련 기록지 양식

간호 기록지
급여 제공계획서
낙상 위험도 평가도구
목욕급여 상태 기록지
배설 관찰 기록표
사회적 지지도(환경) 평가지
상담 기록지
신체구속(억제대) 동의서
연계(경과) 기록지
영양상태 평가지
욕창 관리 기록지
욕창발생 고위험군 관리 기록지
욕창위험도 평가도구(Braden scale)
의사소통기능 평가지
인지상태(MMSE-K) 평가지
일상생활동작 수행능력(ADL) 평가지
입원간호 기록지
장기요양 이용 계약서
장기요양급여 제공계획서(시설급여, 주·야간보호, 단기보호)
장기요양급여 제공기록지 작성방법 안내
장기요양급여 제공기록지(시설급여 및 단기보호)
추천서
프로그램 일지
행동변화 평가지
협약서

간호 기록지

월/일	시간	간호문제 및 처치	간호내용 및 상태	서명

급여 제공계획서

1) 대상자의 일반적 사항

성명		(인)	주민등록번호	
장기요양등급		등급	인정유효기간	

2) 급여제공 목표

문제 영역	목　표				
	장기목표	기간	단기목표	기간	
신체기능(기본적 일상생활기능) 영역					
사회생활기능 (수단적 일상생활 기능) 영역					
인지기능 영역					
간호처치 영역					
재활 영역					
기타					

3) 서비스 제공계획

구분	종 류	세부내용	제공기간	주기
신체 활동 지원	세면도움	얼굴·목·손 씻기, 세면장까지의 이동보조, 세면동작지도, 세면 지켜보기		
	구강관리	구강청결(양치질 등), 양치 지켜보기, 가글액·물 양치, 틀니손질, 필요물품 준비 및 사용물품의 정리		
	머리감기기	세면장까지의 이동보조 포함, 머리감기, 머리말리기, 필요물품 준비 및 사용물품의 정리		
	몸단장	머리단장, 손발톱 깎기, 면도, 면도 지켜보기, 화장하기, 필요물품 준비 및 사용물품의 정리		
	옷 갈아 입히기	의복준비(양말, 신발 포함), 지켜보기 및 지도, 속옷·겉옷 갈아입히기, 의복정리		
	목욕도움	입욕준비, 입욕 시 이동보조, 몸 씻기(샤워 포함), 지켜보기, 기계조작, 욕실정리		
	식사도움	아침, 점심, 저녁 및 간식포함 식사 도움, 지켜보기, 경관영양실시, 구토물정리, 식사준비 및 정리		
	체위변경	체위변경, 일어나 앉기 도움		
	이동도움	침대에서 휠체어로 옮겨 타기 등, 시설 내 보행 지켜보기, 보행도움, 산책		
	신체기능의 유지·증진	관절구축예방, 일어나 앉기 연습 도움, 보행, 서있기 연습 보조, 기구사용 운동보조, 보장구 장치 도움(지켜보기 포함)		
	화장실 이용하기	화장실 이동보조, 배뇨·배변도움, 지켜보기, 기저귀 교환, 용변후 처리, 필요물품 준비 및 사용물품의 정리		

56

구분	종 류	세부내용	제공기간	주기
기능 회복 훈련	신체기능의 훈련	관절운동범위 평가, 근력증강 운동, 연하 운동, 상지기능 · 손가락정교성 운동, 조화 운동, 지구력 훈련		
	일상생활 동작훈련	식사동작, 배설동작, 옷 갈아입기동 작, 목욕동작, 몸단장동작, 이동동작, 요리동작, 가사동작 등 훈련		
	물리치료	온열치료, 전기치료, 수 치료, 견인요 법 등		
	작업치료	운동놀이, 미술활동, 놀이지도, 도구적 일상생활 수행동작 훈련, 타이핑 등		
	인지 및 정신기능 훈련	기억전략 훈련, 시간차 회상 훈련, 실 생활에서의 지각 기능 훈련, 판단 및 집행기능 훈련		
	언어치료	발성 연습, 구음 연습		
간호 및 처치	관찰 및 측정 (혈압·체중 등)	협압, 체온, 맥박, 호흡 측정, 신장, 체 중, 흉위 측정		
	투약 및 주사	경구약 투여 및 도움 · 확인, 주사준 비 · 투여 · 정리, 외용제 도포 및 좌약 삽입, 자가주사 교육 및 관찰		
	호흡기간호	흡인실시, 가습기, 네브라이져 제공, 산소공급		
	피부간호	외상처치, 붕대교환, 연고 바르기, 욕 창간호, 약욕 제공 등		
	영양간호	경관급식 준비 및 실시와 관찰		
	통증간호	온 · 냉습포 제공		
	배설간호	방광 훈련 실시, 유치도뇨관 유치 및 교환, 단순 도뇨 실시, 관장, Finger evacuation 실시, 장루간호		
	그 밖의 처치	복막투석, 기관절개관 간호, 위독 시 간호, 수혈 등		
	의사진료 보조 등	진찰, 투약처방, 타 병원진료 의뢰 등 에 대한 보조		

구분	종 류	세부내용	제공기간	주기
시설 관리	침구·린넨 교환 및 정리	침구 준비와 정리, 침구·린넨 교환		
	환경관리	침대주변 정리정돈, 병실 내 환기, 온 도조절, 채광, 방음조정, 전등과 TV 켜고 끄기, 병실 내 청소, 병실·세면 대 소독, 병실 쓰레기 버리기		
	물품관리	의복, 일용품 정리정돈, 의복수선, 환 자보조기구의 관리, 입소자의 용돈관 리		
	세탁물관리	세탁물 정리정돈, 세탁물 빨기, 널기, 개키기, 배포, 사용물품의 소독		
치매 관리 지원	행동변화 대처	배회·불결행위·폭력행위·폭언대 처 격리, 강박 등 그밖에 문제행동 대 처		
응급 관리	응급상황 대처	의식소실, 호흡곤란, 출혈, 외상, 화상 등 응급상황에 대한 대처		
기타	외출 시 동행	은행, 관공서 등 방문 또는 산책시 부 축 및 동행(차량 이용 포함), 병원동행, 산책		
	의사소통 도움	책읽기, 편지 대필, 의사전달 대행, 일 상회화, 물품(편지, 신문 등 배포), 콜 벨 대처		

위와 같은 급여 계획에 대하여 동의합니다.

급여 대상자(보호자) :　　　　　(인)

주민등록번호 :

58

프로그램		제공기간	주기
물리치료	HP		
	IR		
	TENS		
	Paraller bar walking		
	Bycicle		
	Air compresser Tx		
	Infra red chair		
	전신온열치료기		
	Theraband		
	Ball Ex		
	Roll Ex		
	Mat Ex		
	Balance Ex		
	Weight registance Ex		
	ROM Ex		
	Massage		
작업치료	Stacking cones		
	Peg board		
	Manipulation board		
	Bilateral sander		
	ROM arc		
	Shoulder Ex ladder		
	Horizontal Bolt board		
한방요법	뜸 (왕뜸, 소구)		
	부항 (습식, 건식)		
	수지침 (사혈, 침)		
	경락마사지		
	발마사지		
	지압		
아로마 발향법	습식흡입		
	건식흡입		
아로마 마사지법	얼굴, 두피 마사지		
	상체 · 하체 마사지		
	전신마사지		
아로마 습포법	관절 · 통증부위		
아로마 스프레이	대변 · 소변 후		
아로마 목욕법	아로마 좌욕		
	아로마 족욕		
아로마 무좀 스프레이			
아로마 욕창관리(dressing)			
아로마 로숀 (g)			

프로그램		제공기간	주기
치료레크리에이션	신체를 이용한 게임		
	도구를 이용한 게임		
	단기기억력 훈련		
	회상요법		
	체조(기공, 치매예방)		
원예요법	텃밭가꾸기		
	수경재배		
	새싹기르기		
	천연 염료 염색		
	누름꽃 장식		
	미니정원 만들기		
	봉숭아 물들이기		
	향주머니 만들기		
	비누(허브, 아로마), 초 만들기		
	리스 만들기		
음식요법	음식 만들기(계절, 특별)		
	전통음식 만들기		
	케이크 만들기		
공예요법	종이접기		
	한지공예		
	지승공예		
	비즈공예		
	리본공예		
	지점토공예		
	골판지공예		
	아이클레이어		
음악요법	악기연주		
	노래부르기 및 동작		
	리듬밴드		
	핸드벨 연주		
	사물놀이		
미술요법	붓글씨		
	그림그리기		
	색칠하기		
독서요법	역할극		
	책읽고 느낌나누기		
장터	먹거리 장터		
	생활용품 장터		
나들이	봄		
	가을		
지역친교	어버이날 행사		
	마을 행사(노인회,청년회,부녀회)		
기타요법	영화감상		
	퍼즐·체스·바둑·장기		
	마사지·손톱,발톱 꾸미기		

낙상 위험도 평가도구

성명 :

시행일 :

구분	3점	2점	1점	0점	점수
입원 후 경과	입원 후 7일 이내	8~14일	15일 이상		
연령	75세 이상	61~74세	20~60세	19세 이하	
낙상력	지난 4주 내 낙상	1~5개월 내 낙상	6개월 내 낙상	낙상력 없음	
균형	도움이 있어야 일어 설 수 있음	두 명 이상의 도움이 필요	보조기 사용보행	혼자 기동 잘함	
인지기능	혼돈 상태	사람과 자신에 대한 지남력 있음	사람과 장소에 대한 지남력 있음	시간, 사람, 장소에 대한 지남력 있음	
초조	심한 정도 (억제대 사용 필요)	중간 정도(소리를 지르고 위협적 언어 사용)	약한 정도 (욕설함)	없음	
불안	집중 못함	수면장애, 식욕부진	힘없고 약간 우울	없음	
시력	시야장애 있음		안경 착용	정상	
의사소통	말하기 · 청력장애	말하기 장애	청력장애	정상	
복용중인 약물	심혈관 · 신경계약 모두 복용	신경계약 복용	심혈관약 복용	복용약 없음	
만성질환	3가지 이상	2가지	1가지	없음	
배뇨장애	야뇨(야간2회 이상) · 빈뇨(하루6회 이상) · 긴박뇨	2가지	1가지	없음	

총점 : _____점 (14점 이상인 경우 향후 낙상 위험이 크다는 것을 의미)

간호사 서명 :

목욕급여 상태 기록지

장기요양 기관기호		장기요양 기관명			√ : 특이사항 없음 O : 문제 있음 보고			
수급자 성명		성별/나이	/					

날짜 구분									
신체적 상태									
팔, 다리 움직임									
마비상태									
감염증									
피부문제(가려움, 통증)									
어지러움									
열(체온상승)									
기침									
호흡곤란(가래)									
혈색상태									
관절통									
기타									
정서적 상태									
망상									
환각									
불면증									
초조									
공격성									
거부									
기타									
목욕실시 여부	O								
	×								
요양보호사 성명(인 또는 서명)									
관리자(간호사) 성명(인 또는 서명)									

배설 관찰 기록표

성 명			일 자		
작성자		(서명)	간호사		(서명)

주의사항 :

젖어 있음: 소량 ·   다량 ●   마름 ○

인공장루(요루)(   ), 도뇨관 삽입(   ), 기저귀 착용(   ), 일반 옷(   ), 기 타(   )

시간	젖어 있음		마름	섭취량	배 설		기저귀 교환 및 옷 교환
	소량	다량			소변	대변	
07:00	·	●	○				
08:00	·	●	○				
09:00	·	●	○				
10:00	·	●	○ '				
11:00	·	●	○				
12:00	·	●	○				
오후 1:00	·	●	○				
2:00	·	●	○				
3:00	·	●	○				
4:00	·	●	○				
5:00	·	●	○				
6:00	·	●	○				
7:00	·	●	○				
8:00	·	●	○				
9:00	·	●	○				
10:00	·	●	○				
11:00	·	●	○				
자정 12:00	·	●	○				
1:00	·	●	○				
2:00	·	●	○				
3:00	·	●	○				
4:00	·	●	○				
5:00	·	●	○				
6:00	·	●	○				

사회적 지지도(환경) 평가지

성명 :

시행일 :

구분	번호	항목	평 가				
			그렇지 않다	조금 그렇다	때때로 그렇다	상당히 그렇다	항상 그렇다
생활 방식 · 친구	1	당신은 요즘 하루를 보내는 방법에 만족하십니까?					
	2	당신은 요즘 당신이 하시는 여가활동에 만족하십니까?					
	3	당신은 현재의 삶에 만족하십니까?					
	4	당신은 현재 행복하십니까?					
	5	당신은 당신이 원하는 만큼 자유가 있다고 느끼십니까?					
	6	당신은 이곳에서 사귀는 친구들의 수에 만족하십니까?					
	7	당신은 당신이 바라는 만큼 친구들과 가깝다고 느끼십니까?					
	8	당신은 당신의 친구들과 같이 지내는 시간에 만족합니까?					
가족 · 환경 상태	1	당신은 이전에 살고 있는 곳의 생활환경에 만족하셨습니까?					
	2	당신은 이곳에서의 생활환경에 만족할 것으로 생각하십니까?					
	3	현재 살고 있는 곳에서 당신만이 사용하는 공간에 만족하십니까?					
	4	당신은 당신이 바라는 만큼 가족과 가깝다고 느끼십니까?					
	5	당신은 가족들과의 관계에 만족하십니까?					
	6	당신은 친척들과의 관계에 만족하십니까?					
	7	당신은 당신의 가족이 자주 방문할 것으로 생각하십니까?					

간호사 서명 :

상담 기록지

일시		보호자(어르신)		간호사 성명	
상담내용					
해결방법					
일시		보호자(어르신)		간호사 성명	
상담내용					
해결방법					

신체구속(억제대) 동의서

　　　　　에서는 대상자의 존엄성을 보호하기 위해 어떠한 신체구속(억제대)도 하지 않는 것을 원칙으로 하지만, 대상자 본인 또는 다른 대상자가 신체적, 정신적으로 위험한 상황에 처할 가능성이 높을 때는 보호자 동의서를 받은 후 아래와 같이 실시합니다.

▶ 신체구속(억제대) 형태 :
① 불결행위로 인해 개인위생 관리가 안 될 때 : 손가락이 막힌 상의 착용
② 튜브나 수액줄을 잡아당겨 빠지게 될 경우 : 안전장갑 착용
③ 식사시간 이외에도 휠체어에서 벌떡벌떡 일어나 낙상의 위험성이 야기되는 경우 :
　휠체어용 식판으로 고정
④ 침상에서 낙상의 위험성이 높은 경우 : 사이드레일을 이용하여 쿠션으로 측면에 고정

대상자	
사유 및 형태	
기타 사항	

위와 같은 내용에 대해 설명을 듣고 확인을 하였으며, 동의합니다.

　　　　　　　　　년　월　일

　　　　　　　보 호 자 :　　　(서명 또는 인)

연계(경과) 기록지

성명		성별/나이	/	주민등록번호	
주소				전 화 :	
입소일			주질환		
경과요약					
비 고					

위와 같은 상황으로 의뢰 드리오니 고진선처 바랍니다.

발 행 일 : 20   년   월   일

요 양 기 관 명 :

주 소 및 명 칭 :

전 화 및 FAX :   /

요양기관기호 :   시설장 :

영양상태 평가지

성명 :

시행일 :

항 목		내 용	보조구, 기구 등
음식섭취 패턴	저작	☐ 무엇이든 씹을 수 있다. ☐ 부드러운 것이라면 씹을 수 있다. ☐ 빠는 것이라면 가능한다. ☐ 씹을 수 없다. 씹을 일이 없다.	☐ 틀니 ☐ 잘게 썰기 ☐ 믹서식 ☐ 유동식
	연하	☐ 무엇이든 삼킬 수 있다. ☐ 가끔 사레들린다. ☐ 자주 심하게 사레들린다. ☐ 삼킬 수 없다.	☐ 비공영양 ☐ 위관영양 ☐ 정맥영양주사 ☐ 경정맥고칼로리영양
	구강 질환	☐ 구강질환 있다 ☐ 구강질환 없다	
배설 양상	배변	☐ 정상 ☐ 경도의 장애가 있다(3~4일에 1회의 변비, 일과성의 설사, 소량의 변절임). ☐ 중도의 장애가 있다(1주일 이상 변비, 연속된 설사). ☐ 변실금(상시 기저귀를 사용하고 있다.) ☐ 인공항문	☐ 기저귀 ☐ 간이변기 ☐ 이동식변기 ☐ 관장 ☐ 적변
체 중		kg	
기호식품			
피하는 식품			

간호사 서명 :

욕창 관리 기록지

성 명			성별/나이		/	
날 짜						
부 위 1)						
정 도 2)						
크기(cm)						
배 액 3)						
냄 새 4)						
처 치 5)						
간호사 (서명)						

※ 해당번호를 기입하되 해당사항이 없는 경우 간단히 기술

1) 부위(붉은 펜으로 부위 표시)

2) 정도　① 피부색 변화　② 물집, 표피파괴
　　　　③ 피하조직 노출　④ 근조직과 뼈 노출

3) 배액　① 장액혈액상　② 화농성　③ 이물질

4) 냄새　① O 없음　② M 보통(mild)　③ F 심함(foul)

5) 처치 D : Debridement, C : Curettage,
　　　　S/D : Soaking dressing, G/D : Gauze Dressing,
　　　　M : Massage, I : Irrigation,　P : Packing

욕창발생 고위험군 관리 기록지

욕창발생 가능부위의 욕창발생 여부를 1일 1회 이상 평가 및 확인 기록 한다(Braden 12점 이하).
(팔꿈치, 측두부, 어깨, 후두부, 발가락, 발꿈치, 엉치뼈 부근, 궁둥뼈 결절 부근의 돌출부위 등)

성명				Braden 점수					점
날짜	팔꿈치	측두부	어깨	후두부	발가락	발꿈치	엉치뼈 부근	궁둥뼈 결절	기타
/ 1									
2									
3									
4									
5									
6									
7									
8									
9									
10									
11									
12									
13									
14									
15									
16									
17									
18									
19									
20									
21									
22									
23									
24									
25									
26									
27									
28									
29									
30									

욕창위험도 평가도구(Braden scale)

성명 :

시행일 :

구분	척 도	내 용	점수
감각 인지 정도	1. 감각 완전 제한됨 (완전히 못 느낌)	의식수준이 떨어지거나 진정·안정제 복용 및 투여 등으로 통증 자극에 반응이 없다(통증 자극에 대해 신음하거나 주먹을 쥔다거나 할 수 없음). 신체 대부분에서 통증을 느끼지 못한다.	
	2. 감각 매우 제한됨	통증 자극에만 반응(신음하거나 불안정한 양상으로 통증이 있음을 나타냄) 또는 신체의 1/2이상에 통증이나 불편감을 느끼지 못한다.	
	3. 감각 약간 제한됨	말로 지시하면 반응하지만, 체위변경을 해달라고 하거나 불편하다고 항상 말할 수 있는 것은 아니다. 또는 6−2 사지에 통증이나 불편감을 느끼지 못한다.	
	4. 감각 손상 없음	말로 지시하면 반응을 보이며, 통증이나 불편감을 느끼고 말로 표현 할 수 있다.	
습기 여부	1. 항상 젖어 있음	피부가 땀, 소변으로 항상 축축하다.	
	2. 자주 젖어 있음	늘 축축한 것은 아니지만 자주 축축해져 8시간에 한 번은 린넨을 갈아주어야 한다.	
	3. 가끔 젖어 있음	가끔 축축하다. 하루에 한 번 정도 린넨 교환이 필요하다.	
	4. 거의 젖지 않음	피부는 보통 건조하며 린넨은 평상시대로만 교환해 주면 된다.	
활동 상태	1. 항상 침대에만 누워 있음	도움 없이는 몸은 물론 손, 발을 조금도 움직이지 못한다.	
	2. 의자에 앉아 있을 수 있음	걸을 수 없거나 걷는 능력이 상당히 제한되어 있다. 체중부하를 할 수 없어 의자나 휠체어로 이동 시 도움을 필요로 한다.	
	3. 가끔 걸을 수 있음	낮동안에 도움을 받거나 도움 없이 매우 짧은 거리를 걸을 수 있다. 그러나 대부분의 시간은 침상이나 의자에서 보낸다.	
	4. 자주 걸을 수 있음	적어도 하루에 두 번 방 밖을 걷고, 방안은 적어도 2시간 마다 걷는다.	

움직임	1. 완전히 못 움직임	도움 없이는 신체나 사지를 전혀 움직이지 못한다.
	2. 매우 제한됨	신체나 사지의 체위를 가끔 조금 변경시킬 수 있지만 자주하거나 많이 변경시키지 못한다.
	3. 약간 제한됨	혼자서 신체나 사지의 체위를 조금이기는 하지만 자주 변경시킨다.
	4. 제한 없음	도움 없이도 체위를 자주 변경시킨다.
영양 상태	1. 매우 나쁨	제공된 음식의 1/3 이하를 섭취한다. 단백질(고기나 유제품)을 하루에 2회 섭취량 이하를 먹는다. 수분을 잘 섭취 안 함. 유동성 영양보충액도 섭취하지 않음. 또는 5일 이상 금식상태이거나 유동식으로 유지한다.
	2. 부족함	제공된 음식의 1/2을 먹는다. 단백질(고기나 유제품)은 하루에 약 3회 섭취량을 먹는다. 가끔 영양보충식이를 섭취한다. 또는 유동식이나 위관영양을 적정량 미만으로 투여 받는다.
	3. 적당함	식사의 반 이상을 먹는다. 단백질(고기나 유제품)을 하루에 4회 섭취량을 먹는다. 가끔 식사를 거부하지만 보통 영양보충식이는 섭취한다. 또는 위관영양이나 TPN으로 대부분의 영양요구량이 충족된다.
	4. 우수함	대부분의 식사를 섭취하며 절대 거절하는 일이 없다. 단백질(고기나 유제품)을 하루에 4회 섭취량 이상을 먹으며 가끔 식간에도 먹는다. 영양보충식이는 필요로 하지 않는다.
마찰력 과 응전력	1. 문제 있음	움직이는 데 중정도 이상의 많은 도움을 필요로 한다. 린넨으로 끌어당기지 않고 완전히 들어 올리는 것은 불가능하다. 자주 침대나 의자에서 미끄러져 내려가 다시 제 위치로 옮기는 데 많은 도움을 필요로 한다. 관절구축이나 강직, 움직임 등으로 항상 마찰이 생긴다.
	2. 잠정적으로 문제있음	자유로이 움직이나 약간의 도움을 필요로 한다. 움직이는 동안 의자억제대나 린넨 또는 다른 장비에 의해 마찰이 생길 수 있다. 의자나 침대에서 대부분 좋은 체위를 유지하고 있지만 가끔은 미끄러져 내려온다.
	3. 문제없음	침대나 의자에서 자유로이 움직이며, 움직일 때 스스로 자신을 들어 올릴 수 있을 정도로 충분한 근력이 있다. 침대나 의자에 누워 있을 때 항상 좋은 체위를 유지한다.

평가 : 19~23 (위험 없음) 15~18 (약간의 위험 있음) 13~14 (중간 정도의 위험 있음) 10~12 (위험이 높음) 9 이하 (위험이 매우 높음)	합계

간호사 서명 :

의사소통기능 평가지

성명 :

시행일 :

시력 상태	오른쪽	☐ 정상 ☐ 1미터 떨어진 달력은 읽을 수 있으나 더 먼 거리는 보이지 않는다. ☐ 눈앞에 근접한 글씨는 읽을 수 있으나 더 먼 거리는 보이지 않는다. ☐ 거의 보이지 않는다.　　☐ 보이는지 판단 불능 ☐ 안경 착용 ☐ 백내장 진단(　　　)　　☐ 백내장 수술(　　　) ☐ 녹내장 진단(　　　)　　☐ 녹내장 수술(　　　) ☐ 기타(　　　　　　　　)
	왼쪽	☐ 정상 ☐ 1미터 떨어진 달력은 읽을 수 있으나 더 먼 거리는 보이지 않는다. ☐ 눈앞에 근접한 글씨는 읽을 수 있으나 더 먼 거리는 보이지 않는다. ☐ 거의 보이지 않는다.　　☐ 보이는지 판단 불능 ☐ 안경 착용 ☐ 백내장 진단(　　　)　　☐ 백내장 수술(　　　) ☐ 녹내장 진단(　　　)　　☐ 녹내장 수술(　　　) ☐ 기타(　　　　　　　　)
청력 상태	오른쪽	☐ 정상 ☐ 보통의 소리를 듣기도 하고, 못 듣기도 한다. ☐ 큰 소리는 들을 수 있다. ☐ 거의 들리지 않는다.　　☐ 들리는지 판단 불능 ☐ 보청기 사용　　☐ 보청기 있으나 사용 않음.
	왼쪽	☐ 정상 ☐ 보통의 소리를 듣기도 하고, 못 듣기도 한다. ☐ 큰 소리는 들을 수 있다. ☐ 거의 들리지 않는다.　　☐ 들리는지 판단 불능 ☐ 보청기 사용　　☐ 보청기 있으나 사용 않음.
발음 상태		☐ 정상 ☐ 이해는 가능하나 발음이 힘듦. ☐ 이해는 가능하나 발음을 못함. ☐ 이해와 발음 모두 안됨. ☐ 이해는 불가능하나 발음은 가능(의미없는 발음) ☐ 기타

간호사 서명 :

인지상태(MMSE-K) 평가지

성명 :

시행일 :

번호	질문사항	만점	점수
1	오늘은 년 월 일 요일 계절	5	
2	당신의 주소는 시 구 동 아파트의 호수는 동 호 (둘 다 맞으면 1점)	3 1	
3	여기는 무엇을 하는 곳입니까? (예: 거실, 주택, 가정집, 아파트, 노인정 등)	1	
4	물건 이름 세 가지(예: 사과, 책상, 동전)	3	
5	3~5분 뒤에 위의 물건 이름들을 회상 (4번)	3	
6	$100-7 =$ $-7 =$ $-7 =$ $-7 =$ $-7 =$ (또는 '삼천리 강산'을 거꾸로 말하기)	5	
7	물건 이름 맞추기(예: 시계, 연필)	2	
8	오른손으로 종이를 집어서 반으로 접어 무릎위에 놓기 (3단계 명령)	3	
9	5각형 2개를 겹쳐 그리기	1	
10	"간장 공장 공장장'을 따라하기	1	
11	"옷은 왜 빨아(세탁)서 입습니까?'라고 질문	1	
12	"길에서 남의 주민등록증을 주웠을 때 어떻게 하면 쉽게 주인에게 되돌려 줄 수 있겠습니까?"하고 질문	1	
총점		30	

간호사 서명 :

일상생활동작 수행능력(ADL) 평가지

성명 :

시행일 :

항 목	기능자립정도			장애의 원인	
	완전자립	부분도움	완전도움	신체	인지·행동변화
1. 옷벗고 입기					
2. 세수하기					
3. 양치질하기					
4. 목욕하기					
5. 식사하기					
6. 체위변경하기					
7. 일어나앉기					
8. 옮겨앉기					
9. 방밖으로 나오기					
10. 화장실 사용하기					
11. 대변조절하기					
12. 소변조절하기					
13. 머리감기					

간호사 서명 :

등록번호 :
성 명 :
성별/나이 : /

입원간호 기록지

주 소				전화번호	
활력증상	BP : P : R : BT :			의식상태	□명료 □혼돈 □무의식
체 중	kg	신장	cm	결혼상태	□미혼 □기혼 □사별 □기타
입원날짜		직업/학력: /		종 교	□천주교 □기독교 □불교 □기타
의료보장	□보험 □보호 □일반 □기타	의뢰경위		□홍보매체 □가족·친지 □의사 ( )병원 □가정간호사 □기타	
주진단명			가 계 도		
현 병 력					
과 거 력	□당뇨 □고혈압 □결핵 □간염 □뇌졸중 □기타				

투약		호흡기	□정상 □통증(운동시) □지속적인 기침 □호흡곤란(운동시, 안정시) □잦은 감기 □객담(색깔)_____ □객혈 □기타 : T-tube, O2 사용_____
사용하는 보조기구	□지팡이 □의치 □walker □보조기 □이동식 변기 □보청기 □휠체어 □안경 □해당없음 □기타_____	심혈관	□정상 □흉통 □심계항진 □청색증 □턱 또는 팔의 방사통 □부정맥 □발목부종 □앉거나 설때의 가벼운 현기증 □정맥류 □다리의 통증(활동시) □ 손발의 저림 □기타 : _____
식이	□정상식 □치료식( ) Kcal	소화기	□정상 □소화불량 □오심 □구토 □설사 □지나친 갈증 □복수 □복통 □속쓰림 □식욕부진 □혈변 □변비 □최근의 배변습관의 변화 □대변실금 □치질 □위관영양 □장루 Tube 유무 : _____
활동범위	□보행가능 □도움으로 가능 □완전도움		
피부	□정상 □발진 □황달(범위:) □소양증 □욕창 또는 궤양_____	비뇨 생식기	□정상 □뇨실금 □빈뇨 □혈뇨 □질출혈 □카테터 사용 □심한 질분비물 □회음부의 소양증 □기타 : _____
눈	□정상 □부종 □감염 □통증 □복시 □분비물 □시력결손(L R) □약시 □난시 □백내장 □녹내장 □기타	근골격계	□정상 □관절통 □요통 □골(척추)변형 □담결림 □위축, 강직 □신경통 □불안전한 걸음걸이 □기타 : _____
귀	□정상 □통증 □이명 □분비물 □난청 □청력상실(L R) □기타 : _____	신경계	□정상 □두통(지속적, 일시적) □마비 □경련 □의식변화 □감각이상 □기동성 장애 □손떨림 증상 □기타 : _____
입	□정상 □병변 □백태 □구취 □저작장애 □충치 □의치(위, 아래) □기타 : _____	심리상태	□정상 □지남력 장애 □환각 □우울증 □조울증 □자살기도 □불안 □수면장애 □건망증 □대인접촉 회피증상 □기타 : _____

장기요양 이용 계약서

■ 노인장기요양보험 실시에 따라 아래와 같이 시설 이용에 따른 계약을 체결하고 각 1
부씩 보관한다.

■ 시설(갑)

시설종별	
시 설 명	
소 재 지	
시 설 장	

■ 이용자(을)

성 명		등 급	
주민등록 번호		연락처	
주 소			

■ 실제 비용 수납 보호자(병)

성 명		주민등록번호	
이용자와의 관계		주 소	
연락처		통장번호	

■ 계약내용

제1조 (이용기간) : 200 년   월   일 ～ 200 년   월   일로 하며, 등급과 비용수가
　　　 부분을 제외한 다른 조항들은 계약 갱신을 하지 않아도 을이 퇴소하지 않는 한
　　　 그대로 존속하기로 동의 한다.

제2조 (보증금) : 金　　　　　　　 원정(₩　　　　)
　　　 갑은 을의 퇴소 시 상기 주 계약 보호자의 통장으로 입금하여 환급처리 한다.

제3조 (이용비용) 노인장기요양보험에 따른 전문요양시설 요양등급 급여 기준을 적용하
　　　 며, 비 급여 부분은 〈다음〉 내용에 따라 매월1일부터 말일까지의 비용을 산출하
　　　 여 선납함을 원칙으로 한다.

1쪽 설명확인 서명	(인 또는 서명)

〈다음〉

■ 비 급여 항목

종 류	내 용	종 류	내 용
식재료비	원/끼, 원/일	특실	원/일
간식비	원/일	이·미용비	원/월
기타 자부담금	1등급: 원/일, 2등급: 원/일, 3등급: (내용 :		원/일)

■ 실제 비용 수납기준

－ 비 급여 항목을 제외하고 수급자가 개별적으로 요구하는 물품에 대하여는 직접 구매하여 제공함을 원칙으로 하며, 부득이한 형편으로 시설에 위임할 경우는 대납한 실제 비용을 수납하여야 한다.

－ 품목 : 교통비, 진료비, 약제비, 특수욕창재료, 전문성을 요하는 의료비품, 물티슈, 곽티슈, 전동치솔, 향수, 개인용 화장품, 미용용품, 개인 취미생활용품, 건강기능식품, 공기매트 등

■ 비용 본인 부담액

항 목	비 용		
보험급여 중 자부담금	1등급 : 원/월, 2등급 :	원/월, 3등급 :	원/월
기타 자부담금	1등급 : 원/월, 2등급 :	원/월, 3등급 :	원/월
합 계	원/월		

제4조 (이용료 수납) 시설 이용에 따른 이용료는 매년 관계법 및 물가상승요인에 따라 변동될 수 있다.

1. 월 이용료는 매월   일까지 아래 계좌로 입금하여야 한다.

예금주	입금계좌번호	입금은행

2. 입소기간 중 의료기관에 입원을 하거나 시설장의 허가를 받아 외박을 한 경우에는 해당 요양등급별 1일당 수가의 50%를 산정하되, 최대 6일까지 산정한다.

2쪽 설명확인 서명	(인 또는 서명)

78

제5조 (계약자 의무) 갑과 을, 그리고 보호자는 다음의 의무를 성실히 이행하여야 한다.

    1. 갑의 의무

      ① 을의 안전한 시설생활 여건 조성 및 제공 의무(단, 병원 입원 시는 간호, 간병을 제공하지 않는다.)

      ② 을의 신변상 이상이 생겼을 때에는 보호자에게 즉시 연락 의무

      ③ 표준요양보험 서비스의 성실한 제공 의무

    2. 을의 의무

      ① 보증금 및 월 이용료 지급 의무

      ② 입소에 필요한 서류(요양보험등급인정서, 의사 소견서, 골밀도 검사 결과지, 건강보험카드, 주민등록등본 등) 구비의 의무

      ③ 시설의 건전한 생활분위기 조성 의무

      ⑥ 보호자 인적사항 변경 시 즉시 통보 의무

      ⑦ 기타 시설 규칙 이행 의무

    3. 보호자의 의무

      ① 입소자에 관한 건강 및 필요한 자료제공 의무

      ② 입소자의 월 이용료 등 입소비용 부담 의무

      ③ 장기출장 등으로 보호자 의무 이행이 어려울 시 대리인 선정 의무

제6조 (계약 해지 요건) 다음 각 호의 1의 요건에 해당될 때는 을 또는 보호자에게 계약을 해지할 수 있다.

    ① 입소자의 생명이 위험하거나 사망하였을 때

    ② 입소자가 6일 이상 병원에 입원하게 될 때(시설이용을 계속 원할 경우 병원을 퇴원하여 재 입소할 때까지의 월 이용료는 100% 자부담 처리)

    ③ 입소자의 건강진단 결과 법정 전염병, 병원 내성균 감염자로 판정될 때

    ④ 을이 2회 이상 이용료를 납부하지 아니하고 연체하였을 때

    ⑤ 을이 시설규칙이나 시설관계자의 정당한 조치에 따르지 않는 등 시설 운영 또는 타 입소자의 생활에 지장을 줄 때

    ⑥ 을이 배회 또는 폭력성 행동 등 심한 치매나 성격상 문제로 타 입소자의 생활에 막대한 지장을 줄 때

    ⑦ 다음 사건 발생 시 자동으로 계약이 해지되며 본원에 이의를 재기할 수 없음.

3쪽 설명확인 서명	(인 또는 서명)

〈다음〉

입소 후 1개월이 지나도록 주 계약 보호자의 무단 연락 두절 및 잠적이 확인 되었을 경우 1차 조치로 주민등록상의 보호자 찾기 시행 후 부재 시에는 2차 조치로 무 연고자 처리(시청 사회 복지과)하게 됨.

제7조(퇴소처리)

1. 갑은 제6조의 규정에 의한 계약해지 요건 시 이에 대한 증빙서류와 함께 계약해지 의사를 을에게 통지하여야 한다.

2. 갑은 을의 퇴소 시 보증금 및 이용료 잔액에 대하여 계좌입금으로 반환한다.

제8조(위급조치)

1. 갑은 입소기간 중 최대한 주의를 함에도 입소자의 병적인 인과관계에 의해 순간적으로 발생할 수 있는 각종 안전사고에 대해서는 신속히 응급처치를 하고 보호자에게 통보를 한다.

※ 본원에서는 대상자 본인의 과실로 인한 신변상의 부상과 사고에 대해서는 책임을 지지 않습니다.

※ 입소자에게 응급상황이 발생할 수 있는 외부 음식(기도흡인을 유발할 수 있는 끈적끈적한 음식 : 찰떡, 땅콩, 사탕 등)을 삼가해 주시기 바랍니다.

2. 갑은 입소자의 생명이 위급한 상태라고 판단된 때에는 보호자에게 즉시 통보하고 관련 의료기관으로 즉시 후송한다.

※ 심폐소생술 시행   : □ 동의   □ 반대

※ 응급 시 원하는 병원 :

   (단, 그린힐에서의 최대한 의료 서비스는 제공함 : 산소공급, 필요시 흡인, 수액공급 등)

3. 입소자가 사망하였을 경우에는 보호자에게 즉시 통보하고 영안실이 있는 종합병원으로 즉시 후송 한다.

※ 임종시 원하는 병원 :

제9조(요양생활)

1. 갑은 입소자의 건강 및 전염병 예방을 위하여 입소자 및 종사자들에 대하여 년 1회 이상 건강진단을 실시하여야 한다.

2. 입소자가 질병 또는 상해로 인하여 진료가 필요하다고 인정 할 때에는 촉탁의사의 진료를 받을 수 있도록 조치하여야 한다.

4쪽 설명확인 서명	(인 또는 서명)

3. 촉탁의사의 진료결과 입원이 필요한 질병이나 월1회 이상 외래 진료가 요구되는 경우의 진료비와 약값은 별도 징수한다.

제10조(운영위원회)

1. 갑은 이 계약의 이행으로 발생되는 문제를 합리적으로 해결하기 위하여 운영위원회를 설치 운영할 수 있다.

2. 운영위원회는 시설장, 시설담당직원, 보호자 및 입소자 대표 등의 운영위원회 규칙을 따르고 입소자 및 보호자의 의견이 반영되도록 노력한다.

제11조(시설물 관리)

1. 을은 갑의 시설물에 대하여 그 본래의 용도로 사용해야 하며, 파손 또는 분실에 대하여는 을 또는 보호자가 원상회복하여야 한다.

2. 을 또는 보호자가 원상회복을 할 수 없을 때에는 갑이 산출하여 제시하는 비용을 납부하여야 한다.

제12조(배상책임)

1. 다음에 해당되는 경우에는 갑은 을에게 배상할 의무를 진다.
   시설 종사자의 고의나 중대한 과실로 인하여 입소자를 부상케 하거나 사망에 이르게 하였을 경우

2. 다음 각 호의 1에 해당되는 경우에는 을은 갑에게 배상을 요구할 수 없다.
   ① 시설 내에서 자연 사망하였을 때
   ② 입소자가 임의로 외출하여 상해를 당했거나 사망하였을 때
   ③ 입소자가 천재지변으로 인하여 상해를 당했거나 사망하였을 때
   ④ 입소자 본인의 고의 또는 과실로 인하여 상해를 당했거나 사망하였을 때
   ⑤ 골다공증이 심해 자연탈골 및 골절이 생겼을 때
   ⑥ 불가항력적인 사고가 발생했을 때

제13조(신체구속)

1. 대상자의 존엄성을 보호하기 위해 어떠한 신체구속(억제대)도 하지 않는 것을 원칙으로 하지만, 입소자 본인 또는 다른 입소자에게 신체적, 정신적으로 위험한 상황에 처할 가능성이 높을 경우 신체구속을 할 수 있다(안전장갑, 손가락 막힌 상의 착용, 식판고정, 사이드레일 올리고 쿠션으로 측면 고정).

5쪽 설명확인 서명	(인 또는 서명)

년   월   일

주 보 호 자 :　　　　　(인 또는 서명)

주민등록번호 :

연 락 처 :

주   소 :

응급 시 연락 보호자 :
①
②
③

설명 간호사 :　　　　　(인 또는 서명)

장기요양급여 제공계획서(시설급여, 주·야간보호, 단기보호)

① 수급자	수급자 성명		주민등록번호	
	장기요양등급		장기요양인정번호	

② 계약 당사자	장기요양기관명		장기요양기관기호	
	계약자 성명		수급자와 관계	
	전화번호(휴대폰)		계 약 일 자	
	급여개시일자		계 약 기 간	~

③ 급여 계약 내용	급여종류				
	월	서비스 분류	수가	횟수/월	금액/월
	합계				(원)

④ 비급여 계약 내용	항목	기간	단가/일	개수(일수)/월	금액
	합계		(원)		

「노인장기요양보험법 시행규칙」 제16조에 따라 수급자와 작성한 계약서의 내용을 국민건강보험공단에 통보합니다.

장기요양기관의 장(대표자)　　　(서명 또는 인)

담당자:　　　　연락처:　　　　E-mail:

국민건강보험공단 이사장 귀하

작성요령 및 유의사항

〈작성요령〉

① 수급자
- 수급자 성명, 주민등록번호, 장기요양등급, 장기요양인정번호를 기재합니다.

② 계약당사자
- 장기요양기관명, 장기요양기관 기호를 기재합니다.
- 계약자의 성명, 수급자와의 관계, 전화번호(휴대폰)를 기재합니다.
- 계약일자: 계약을 체결한 날짜를 기재합니다.
- 급여개시일자: 수급자와 장기요양기관이 최초급여계약을 체결한 후 급여를 시작한 일자를 기재합니다.
- 계약기간: 급여종류별 전체 계약기간(계약초일과 종료일)을 기재합니다.

③ 급여 계약내용
- 급여종류: 수급자와 계약이 체결된 급여종류별로 작성합니다.
- 월: 전체 계약기간을 월별로 나누어 기재합니다.
- 서비스 분류: 서비스 제공내역(시간 등)별 수가 분류를 기재합니다.
- 수가: 보건복지부장관이 고시한 장기요양 급여비용을 방문당 또는 시간당, 1일당 등 해당하는 수가로 기재합니다.
- 횟수/월: 수가별 월 총 횟수를 기재합니다.
- 금액/월: 수가별 월 횟수에 대한 총 급여비용을 기재합니다.
- 합계: 계약기간 내 월별 금액의 총 금액을 기재합니다.

④ 비급여 계약내용
- 항목: 「노인장기요양보험법 시행규칙」 제14조 제1항에 따른 비급여 항목을 기재합니다.
- 기간: 해당 비급여 항목에 대한 제공기간을 기재합니다.
- 단가/일: 해당 비급여 항목에 대한 일일 단가를 기재합니다.
  (예시: 1식 당 식재료비가 1,500원이고 1일 3식일 경우, 단가는 4,500원으로 기재)
- 개수(일수)/월: 비급여 항목별 개수, 일수 또는 횟수 등으로 기재합니다.
- 금액: 항목별 총 금액을 기재합니다.
- 합계: 항목별 총 금액의 합계를 기재합니다.

〈유의사항〉
- 급여종류별로 각각의 내역서를 작성합니다.
- 같은 월에 다른 수가의 동일한 급여를 이용할 경우 '③ 급여 계약내용'의 줄을 바꿔서 작성하며, 작성란이 부족할 경우에는 다른 장에 이어서 작성합니다.

장기요양급여 제공기록지 작성방법 안내

1. 방문요양

- 장기요양기관 기호, 장기요양기관명, 장기요양등급, 수급자 성명, 주민등록번호, 장기요양인정번호를 기재합니다.
- 서비스 제공일자별로 구분하여 기재하되, 세부 서비스별 제공시간을 '분' 단위로 기재합니다.
- 제공한 서비스별 시간을 합산하여 '총 급여제공 시간'란에 기재합니다.
- 서비스를 시작한 시간과 종료한 시간을 각각 기재합니다.
- 실제로 서비스를 제공한 장기요양요원 성명, 수급자 본인 또는 보호자 성명을 적고 서명 또는 날인합니다.

  예) 2008년 7월 1일 오전 10시부터 11시 20분 사이에 세면도움 10분, 옷 갈아입히기 10분, 식사도움 30분, 취사 30분을 제공한 경우, 다음과 같이 기재합니다.

2008년		7/1	
세면도움		10	
옷 갈아입히기		10	
식사도움		30	
취사		30	
총 급여제공 시간		80	
시작	종료	10:00	11:20
장기요양요원 성명(인 또는 서명)		(인)	
본인 또는 보호자 성명(인 또는 서명)		(인)	

2. 방문목욕

- 장기요양기관 기호, 장기요양기관명, 장기요양등급, 수급자 성명, 주민등록번호, 장기요양인정번호를 기재합니다.
- 서비스 제공 일자와 차량번호, 서비스 시작 및 종료시간, 총 급여 제공시간, 차량 이용여부를 기재합니다.
- 목욕제공과 관련하여 발생된 특이사항(수급자의 신체상태 및 요구사항, 사용한 장비 등)을 기재합니다.
- 장기요양요원 2명의 성명, 수급자 또는 보호자의 성명을 적고 서명 또는 날인합니다.

3. 방문간호
  - 장기요양기관 기호, 장기요양기관명, 장기요양등급, 수급자 성명, 주민등록번호, 장기요양인정번호를 기재합니다.
  - 방문간호지시서 관련 사항을 기재합니다.
    • 의료기관명칭, 발급일자, 유효기간, 의사면허번호, 방문횟수
  - 서비스 일자별로 구분하여 작성하며, 서비스 시작 및 종료시간, 총 급여제공 시간을 기재합니다.
  - 실제로 서비스를 제공한 장기요양요원 성명, 수급자 본인 또는 보호자 성명을 적고 서명 또는 날인합니다.
  - 방문간호 제공과 관련하여 발생된 특이사항(수급자의 신체상태, 활력징후, 사용한 처치 재료대 종류 및 개수, 사용한 약제 등)을 기재합니다.

4. 주·야간보호
  - 장기요양기관 기호, 장기요양기관명, 장기요양등급, 수급자 성명, 주민등록번호, 장기요양인정번호를 기재합니다.
  - 서비스 제공일자별로 구분하여 기재하되, 세부 서비스별 제공여부를 ○ 또는 √로 표기합니다.
  - 서비스 제공과 관련하여 발생된 특이사항(수급자의 신체상태 및 요구사항, 서비스 제공시간 등)을 기재합니다.
  - 기록지를 작성한 사람(기관 종사자)의 성명을 적고 서명 또는 날인합니다.

5. 시설급여 및 단기보호
  - 장기요양기관 기호, 장기요양기관명, 장기요양등급, 수급자 성명, 주민등록번호, 장기요양인정번호를 기재합니다.
  - 서비스 제공일자별로 구분하여 기재하되, 세부 서비스별 제공여부를 ○ 또는 √로 표기합니다.
  - 서비스 제공과 관련하여 발생된 특이사항(수급자의 신체상태 및 요구사항, 입·퇴소시간, 외박관련 사항 등)을 기재합니다.
  - 기록지를 작성한 사람(기관 종사자)의 성명을 적고 서명 또는 날인합니다.

장기요양급여 제공기록지(시설급여 및 단기보호)

장기요양 기관기호		수급자 성명		장기요양 등급		침실	호(실)
장기요양 기관명		주민등록 번호			장기요양 인정번호		

년 월/일	/	/	/	/	/	/	/
세면도움							
구강관리							
머리 감기기							
몸단장							
옷 갈아입히기							
목욕도움							
식사도움							
체위변경							
이동도움							
신체기능 유지·증진							
화장실 이용하기							
침구·린넨교환							
환경관리							
물품관리							
세탁물관리							
신체기능 훈련							
기본동작 훈련							
일상생활 동작 훈련							
물리치료							
작업치료							
인지 및 정신기능 훈련							
언어치료							
그 밖의 재활치료							
외출(산책) 시 동행							
의사소통 도움							
− 간호처치, 치매 관리지 원 등의 서비스 기재 − 대상자 특성 등 기재 − 입·퇴소 시간 기록							
작성자 성명 (인 또는 서명)							

구분	세부내용	구분	세부내용
신체활동 지원		간호 및 처치	
세면도움	얼굴·목·손 씻기, 세면장까지의 이동보조, 세면동작지도, 세면 지켜보기	관찰 및 측정 (혈압·체중 등)	혈압, 체온, 맥박, 호흡 측정, 신장, 체중, 흉위 측정
구강관리	구강청결(양치질 등), 양치 지켜보기, 가글액·물 양치, 틀니손질, 필요물품 준비 및 사용물품의 정리	투약 및 주사	경구약 투여 및 도움·확인, 주사준비·투여·정리, 외용제 도포 및 좌약삽입, 자가주사 교육 및 관찰
머리감기기	세면장까지의 이동보조, 머리감기, 머리 말리기, 필요물품 준비 및 사용물품의 정리	호흡기간호	흡인실시, 가습기, 네브라이저 제공, 산소공급
몸단장	머리단장, 손발톱 깎기, 면도, 면도 지켜보기, 화장하기, 필요물품 준비 및 사용물품의 정리	피부간호	외상처치, 붕대교환, 연고 바르기, 욕창간호, 약욕 제공 등
옷 갈아입히기	의복준비(양말, 신발 포함), 지켜보기 및 지도, 속옷·겉옷 갈아입히기, 의복정리	영양간호	중심정맥영양 준비 및 실시와 관찰
		통증간호	온·냉습포 제공
목욕도움	입욕준비, 입욕 시 이동보조, 몸 씻기(샤워 포함), 지켜보기, 기계조작, 욕실정리	배설간호	방광 훈련 실시, 유치도뇨관 유치 및 교환, 단순 도뇨 실시, Finger evacuation 실시, 관장, 장루간호
식사도움	아침, 점심, 저녁 및 간식포함 식사 도움, 지켜보기, 경관영양실시, 구토물 정리, 식사준비 및 정리	그 밖의 처치	복막투석, 기관절개관 간호, 위독 시 간호, 수혈 등
체위변경	체위변경, 일어나 앉기 도움	의사진료보조 등	진찰, 투약처방, 타 병원진료 의뢰 등에 대한 보조
이동도움	침대에서 휠체어로 옮겨타기 등, 시설 내 보행 지켜보기, 보행도움, 산책	시설환경관리	
신체기능 유지·증진	관절구축예방, 일어나 앉기 연습도움, 보행, 서있기 연습보조, 기구사용 운동보조, 보장구 장치도움(지켜보기 포함)	침구·린넨 교환 및 정리	침구 준비와 정리, 침구·린넨 교환
화장실 이용하기	화장실 이동보조, 배뇨·배변도움, 지켜보기, 기저귀 교환, 용변 후 처리, 필요물품 준비 및 사용물품의 정리	환경관리	침대주변 정리정돈, 병실 내 환기, 온도조절, 채광, 방음조정, 전등과 TV 켜고 끄기, 병실 내 청소, 병실·세면대 소독, 병실 쓰레기 버리기
기능회복 훈련		물품관리	의복, 일용품 정리정돈, 의복수선, 환자보조기구의 관리, 입소자의 용돈관리
신체기능 훈련	관절운동범위 평가, 근력증강 운동, 연하운동, 상지기능·손가락정교성 운동, 조화 운동, 지구력 훈련	세탁물관리	세탁물 정리정돈, 세탁물 빨기, 널기, 개키기, 배포, 사용물품의 소독
기본동작 훈련	기본동작 평가, 뒤집기, 일어나기, 앉아있기, 일어서기, 서있기, 균형, 이동, 휠체어 조작 및 이동, 보행, 보장구 장착 등 지켜보기, 도움 제공	치매관리 지원	
		행동변화 대처	배회·불결행위·폭력행위·폭언대처 격리, 강박 등 그밖에 문제행동 대처
물리치료	온열치료, 전기치료, 수 치료, 견인요법 등	응급 서비스	
작업치료	운동놀이, 미술활동, 놀이지도, 도구적 일상생활 수행동작 훈련, 타이핑 등	응급상황 대처	의식소실, 호흡곤란, 출혈, 외상, 화상 등 응급상황에 대한 대처
인지 및 정신기능 훈련	기억전략 훈련, 시간차 회상 훈련, 실생활에서의 지각 기능 훈련, 판단 및 집행기능 훈련	기타	
		외출 시 동행	은행, 관공서 등 방문 또는 산책시 부축 및 동행(차량 이용 포함), 병원동행, 산책
언어치료	발성 연습, 구음 연습	의사소통 도움	책읽기, 편지 대필, 의사전달 대행, 일상회화, 물품(편지, 신문 등 배포), 콜벨 대처

88

추 천 서

피 추 천 자	한 글		주민등록번호		칼라사진 3.5×4.5cm (없을 경우 공란)
	한 자		성　별		
	주 소				
	소 속 (직위)				
	계좌 번호				
	연락처	자 택		핸드폰	
		e-mail			
	최 종 학 력				
	주 요 경 력				
추 천 자	소 속		직위(급)	성 명	
	주 소			전화번호	
	e-mail			FAX	

상기인을 국민건강보험공단 장기요양기관 평가위원회 위원으로 추천합니다.

20　　.　　.　　.

추천자 :　　　　　　　　　　　성명　　　　　　(인)

※ 주민등록번호 및 계좌번호(본인통장)는 수당 등 지급에 필요한 사항입니다.
※ 보내 주실곳(E-mail) :

프로그램 일지

활 동 명		활동영역	
활동목표			
활동형태		활동집단	
활동집단			
활동자료			
활동방법			
주의사항 (참조 사항)			
평　가			

90

행동변화 평가지

성명 :

시행일 :

번호	항 목	증상여부	
		예	아니오
1	사람들이 무엇을 훔쳐갔다고 믿거나 자기를 해치려 한다고 믿는다.		
2	헛것을 보거나 환청을 듣는다.		
3	슬퍼 보이거나 기분이 처져 있으며, 때로 울기도 한다.		
4	밤에 자다가 일어나 주위사람을 깨우거나 아침에 너무 일찍 일어난다. 또는 낮에 지나치게 잠을 자고 밤에는 잠을 설친다.		
5	주위 사람이 도와주려 할 때, 도와주는 것에 저항한다.		
6	한군데 가만히 있지 못하고 서성거리거나 왔다 갔다 하며, 안절부절 못한다.		
7	길을 읽거나 헤맨 적이 있다. 외출하면 집이나 병원, 시설로 혼자 돌아올 수 없다.		
8	화를 내며 폭언이나 폭행을 하는 등 위협적인 행동을 보인다.		
9	혼자 밖으로 나가려고 해서 눈을 뗄 수가 없다.		
10	물건이나 옷을 망가트리거나 부순다.		
11	의미 없는 행동을 반복하거나 부적절한 행동을 한다.		
12	돈이나 물건을 장롱같이 찾기 어려운 곳에 감춘다.		
13	옷을 부적절하게 입는다.		
14	대소변을 벽이나 옷에 바르는 등 불결한 행위를 한다.		

간호사 서명 :

협약서

시설	시설명			
	주소(연락처)			
	시설장(대표)		주민등록번호	—
의료기관	기관명		의료기관 종별	
	주소(연락처)			
	기관장(대표)		주민등록번호	—
	협약(진료)과목			
협약기간			회차당 진료인원	명

협약 내용

제1조(목적) 본 협약은 " "과 " "간의 상호 협력을 통하여 시설 입소자들의 의료서비스에 대한 적절한 조치를 취하도록 하여 입소자의 건강증진에 기여함을 목적으로 한다.

제2조(협약사항) " "과 " "은 다음 각호의 사항을 상호 지원할 것을 협약한다.

    1. 협약의료기관의 의사는 월 2회 이상 시설을 방문하여 시설의 간호(조무)사의 협조를 받아 입소자의 건강상태를 평가하고, 적절한 조치 또는 권고를 한다.

    2. 시설의 간호(조무)사는 매일 입소자의 건강상태를 파악하고, 건강관리기록부를 작성하여 보관하여야 한다. 건강기록부에는 입소자의 건강상태에 따라 복용약물, 체중, 혈압, 체온, 혈당 등 입소자에게 필요한 건강정보를 기록하여 방문의사가 입소자의 건강상태를 평가하는 데 도움이 되도록 하여야 한다.

    3. 시설에서 응급환자가 발생하였을 경우 협약의료기관 등으로 즉시 후송하고, 협약의료기관은 진료 후 필요한 경우 입원치료를 하거나 후송하도록 한다.

    4. 협약의료기관은 입소자의 건강상태에 대해 상시적으로 의료상담을 실시한다.

제3조(협약사항의 추가) 협약기간 중이라도 상호협의에 의해 협약내용을 추가할 수 있다.

제4조(비밀의 보장) 양 기관은 상호 의뢰한 환자에 대한 일체의 정보 및 협의사항에 대해서는 비밀을 보장하여야 한다.

※ 본 협약은 상대방의 동의 없이 당사자의 일방이 이를 해지할 수 없음. 다만, 상대기관에 대한 명예훼손 등 불이익을 초래한 경우는 일방의 결정에 의하여 협약을 취소할 수 있으며, 계약기간이 만료된 경우에도 특별한 사정이 없는 한 상호 협의하여 협약기간을 갱신한 것으로 본다.

위 협약조건을 지키기 위하여 본 협약서를 작성하고 서명 날인함.

년 월 일

시설장 성 명 (인) 의료기관장 성 명 (인)

제 2 장

노인요양시설의
질 관리

□ **질관리지표(QMI)** : 서비스의 질을 관리하고 평가하는 주요 요소를 척도 화한 도구

□ **치유환경** : 의료시설에서 의료 서비스를 제공하는 환경 이외에 환자의 육체적·정신적 한
계를 돕는 보완적 의미의 환경

2.1 질 관리의 개념

　　　　　노인요양시설에 대한 수요나 이용자의 만족도를 높이기 위해 시설에서 제공되는 서비스의 수준과 질은 매우 중요하다. 요양 서비스를 포함한 일반적인 서비스의 제공 수준은 궁극적으로 입소자가 느끼는 만족도나 여러 가지 지표를 이용하여 평가되는 서비스 질에 관련되어 있으므로 서비스 평가와도 밀접한 관련성이 있다.

　사회복지 서비스 분야에서의 서비스 질에 대한 관리정책은 경제적 불황상태나 국제적인 위기로 인한 각국의 사회복지정책에 많은 영향을 받는다. 사회복지 분야에 관한 국가의 역할축소와 공공부문에 대한 투자의 축소로 인한 상대적인 기능약화 등은 서비스의 질 관리와 밀접한 관계를 가진다. 서비스는 무형적이고 비가시적이기 때문에 서비스의 질을 평가할 때 유형적인 단서나 물리적인 증거에 의존하게 된다.

　노인요양시설의 질 관리를 논함에 있어서 서비스의 질에 대한 이용자의 만족도 반영의 측면에서 국민적 합의가 중요한데, 아직은 이용자들이 공유하는 합의가 이루어지지 않았음이 지적되고 있다. 노인요양시설 입소노인들은 그동안 익숙했던 집을 떠나 낯선 환경에서 생활해야 하며, 가족들과도 물리적으로 떨어져 있게 되는 환경의 변화를 겪게 된다. 이러한 변화는 심리적인 불안감을 동반하게 되고 전반적인 건강상태가 취약해지는 요인이 된다. 노인요양시설은 일반 주거지와 의료기관의 연속선상에 위치하는 기능을 하는 시설이며, 거주성과 의료성의 비율구성과 체제기간에 따라서 구분된다. 특히 노인요양시설의 의료성에 관한 질 관리는 많은 복잡한 요소들을 포함하고 있다.

　노인요양 서비스 질에 대한 국민적 합의 도출이 부재하다는 점은 노인장기요양보험법의 출범 이후 지속적으로 지적되고 있는 사항이다(김찬우, 2008). 가장 일반적인 논란은 '제도에 포함된 대상자의 수가 적고 서비스의 질이 낮다' 라는 지적과 '요양보험료 부과에 대한 저항'은 상반되는 주장임에도 불구하고 지속적으로 제기되고 있다. 이는 일반인들이 '요양 서비스' 라는 상품에 대한 인지도와 경험이 지극히 낮다는 점에 기인한다고 볼 수 있다. 일반적으로 비용지불 의사는 구매상품에 대한 효용과 관련이 있는데, 요양 서비스 자체가 과거 저소득층 노인을 중심으로 제공되어왔기 때문에 일반계층은 서비스 질의 적절성을 공유하는데 시간이 필요하다고 볼 수 있다.

노인요양 서비스의 질 관리와 질 향상을 위해서는 제공기관 간의 경쟁에 의한 소비자의 선택에 의해 결정되는 것이 일반적인 현상이지만, 제도의 시작 초기라는 현시점을 감안할 때, 질 관리의 결정을 소비자 시장에 맡기기에는 시기적으로 이르다고 볼 수 있다. 현 단계에서는 질 관리를 위한 표준 가이드라인이 제시되어 서비스의 질을 일정수준까지 끌어 올리는 것이 보다 적절한 방법인 것으로 보인다.

① 외국의 선행연구

외국의 경우 노인요양시설의 확대보급이 시작된 1980년대 이후부터 노인요양시설의 질 관리 방안에 대한 연구들이 활발하게 진행되어 오고 있다(David, 1990; Glass, 1991; Rantz, 1998, 1999; Myra & Rantz, 2004).

그 발전 과정을 요약하면, 1980년대에는 노인요양시설의 질 관리를 위한 관련 요인을 규명한 연구들이 주로 보고되었고(Bowers & Becker, 1992), 1990년대 이후에는 노인요양시설의 질 관리 수준을 평가할 수 있는 지표나 사정 도구들이 개발되어 현장 검증을 통한 표준화 작업이 진행되고 있다(David, 1990; Glass, 1991; Rantz, 1998, 1999, 2002, 2004). 뿐만 아니라 최근 미국 CMS(Center for Medicare and Medicaid)에서는 전문요양시설(skilled nursing facility)에 입원한 노인환자를 대상으로 거주노인사정을 위한 도구(RAI: Resident Assessment Instrument—Facility Version)에 근거한 환자결과(patient outcome) 평가에 초점을 둔 서비스 질 지표를 개발하여 노인요양시설 간 상대평가 척도로 활용하고 있다(CMS, 2003).

선진국들이 노인요양시설의 질 수준 측정 및 개선방안에 큰 역점을 두고 있는 것은 요양 서비스 수급자나 그 가족들의 소득 및 교육수준이 높아지는 것과 비례하여 질 높은 서비스에 대한 욕구도 점차 커지고 있기 때문이다. 미국의 IOM (Institute of Medicine)에서는 연방정부의 여러 규제에도 불구하고 노인요양시설 서비스의 질에 대해 별로 만족스럽지 못하다고 보고했다(Braun, 1991).

한편, 우리나라에서는 장기요양 서비스에 대한 요구가 증가하면서 이에 대한 제도적 정착을 위한 연구가 최근 이루어지고 있으나, 노인요양시설의 전반적인 질 관리 실태에 대한 조사는 미비한 실정이다. 최근 한국보건사회연구원(2001)에서 무료 요양시설 50개소와 실비 요양시설 10개소를 대상으로 노인요양시설 평가를 실시한 연구를 살펴보면, 대부분의 노인요양시설에서 기본적인 의식주 서비스는 충족시키고 있으나, 의료 서비스를 비롯한 건강관련 서비스 제공은 부족한 것으로 밝혀졌다(변재관, 2001).

장기요양 서비스의 질은 일반적으로 공급자 중심의 질과 소비자 중심의 질로 나누어지는데, 서비스의 관련주체인 제공자와 이용자, 그리고 사회적 입장에 따라 각기 다르게 정의하고 있다. Donabedian(1980)은 서비스의 질을 제공자 입장과 이용자 입장으로 나누어 정의하였는데, 전자는 제공자의 지식, 기술 제공 능력이라고 정의하였고, 후자는 제공받는 서비스에 대한 대상자의 느낌이라고 정의하였다. Moreland와 Racke(1991)는 공급자 측면에서 사정, 치료계획, 경과기록, 적시성 있는 서비스를 좋은 서비스의 요소로 정의하고 있다. Masterson(1991)은 고객과 서비스 제공자 간의 공유경험을 강조하면서, 장기요양 서비스의 질은 고객의 정서적, 인지적, 육체적 상태와 서비스 제공자의 성격, 물리적 환경, 기술 간에 일어나는 상호작용에 의해 결정된다고 하였으며, 공급자 입장에서는 고객의 만족을 질의 중요한 개념으로 삼는다고 주장하였다. 본 연구에서는 서비스의 수준을 노인요양시설에서 제공하는 각종 서비스의 총합으로 정의하였다.

David 등(1990)은 너싱홈(nursing home)의 질관리지표(Quality Assessment Index, QAI)를 개발하여 여러 기관을 대상으로 지표의 신뢰도와 타당도 검증 연구 결과들을 보고하였는데, 여기서 제시된 질 평가 차원은 거주 환자간호(결과), 거주 환자간호(과정), 오락 활동, 직원, 시설, 식이, 입소자와 지역사회와의 연계 등 모두 일곱 가지이다.

Zinn 등(1993)은 입소자 만족도를 의사의 서비스, 간호사의 서비스, 환경 차원으로 구성하였다. Glass(1991)는 입소자 관점의 평가도구를 개발하고자 직원 중재, 물리적 환경, 영양·식이 서비스, 지역사회연계 차원의 속성을 개발하여 노인요양시설의 질 관리 모델로 제시하였다.

Donabedian(1998)은 질 관리의 구성요소를 구조, 과정, 결과 요인으로 접근하였는데, 구조적 요인에는 시설, 간호사의 배치, 기관의 철학, 정책이 포함되고, 과정적 요인에는 환자와 간호사의 상호작용이 포함되며, 결과요인에는 만족도를 포함시켰다.

최근까지 가장 활발하게 시설의 질 관리 지표를 개발하여 발전시켜 가고 있는 Rantz 등(1998)은 질 관리 지표의 개발 초기에는 노인요양시설에서 노인을 돌본 경험이 있는 시설 서비스 제공자들을 초점 집단으로 연구를 실시하여 양호(good quality nursing home)와 불량((poor quality nursing home)을 비교한 모델을 제시하였다. 이 모델에 의하면 양질의 간호를 제공하는 노인요양시설은 주변환경이 친근하면서도 활동적이고, 지역사회나 자원봉사자의 연계가 잘 되는 곳으로, 시설은 청결하고 채광이 좋으며 냄새가 나지 않는 곳이어야 한다. 그리고 입소자에게는 사려 깊은 개별적인 간호가 제공되며, 회복기간호, 재활간호, 일상생활보조가 잘 이루어져야 한다. 직원은 전문적인 지식을 가진 인력을 충분히 배치하여 입소자와 의사소통이 잘 되어야 하며, 이들 직원의 낮은 이직율이 시설간호의 질을 대변한다고 지적하였다. 또한 서비스 수혜자들과 그 가족들로 구성된 11개 초점 집단을 대상으로 연구를 시도하여 서비스 수혜자들이 요구하는 노인요양시설의 질을 결정하는 두 가지 핵심 변수인 직원과 간호를 규명하였고, 그 외에 가족참여(family involvement), 의사소통(communication), 환경(environment), 가정(home) 등 총 6개 차원으로 구성한 수혜자 관점 모델을 제시하였다.

이후 1999년도에는 서비스 수혜자 관점 모델과 서비스 제공자 관점 모델을 통합하는 과정을 거쳐 서비스 수혜자와 제공자 관점이 통합된 다차원적 이론 모델을 제시하였다. Rantz(2000)가 제시한 통합모형에서는 질 관리를 ① 핵심대상자,

② 직원, ③ 간호, ④ 환경, ⑤ 가정과 같은 분위기, ⑥ 의사소통, ⑦ 가족참여의 7개 차원으로 구성하였다.

핵심대상자 차원은 입소자, 가족, 직원, 지역사회로 분류되었으며, 직원 차원에는 충분한 수의 직원, 낮은 직원 이동률, 안정적인 고용직원, 충분한 감독과 훈련, 직원에 대한 적절한 보상 및 일정관리, 배려심이 있고 책임감 있는 간호, 직원의 청결한 복장, 전문 간호사의 간호참여 등이 포함되었다. 간호 차원에는 기본적인 간호, 개별간호, 입소자들의 요구에 부응하는 간호, 입소자들의 부상과 사고를 최소화할 수 있는 간호, 좋은 음식과 식이요법, 입소자에 대한 인간적인 배려, 많은 활동에의 참여 등이 포함되었다.

환경 차원에는 청결, 악취 없는 곳, 소음방지, 넓은 공간 확충, 보수가 잘 된 가구와 기구들, 적절한 조명과 밖이 보이는 많은 창문, 미끄럼 방지 바닥, 정원, 쾌적한 주위여건 등이, 가정과 같은 분위기 차원에는 집과 같은 편안한 느낌, 사적인 공간 확충, 공동체 의식, 자원 봉사자, 활동적이며 친근한 장소 등이 포함되었다. 의사소통 차원에는 입소자들의 기호 파악, 입소자 가족과의 의사소통, 입소자와의 언어적 비언어적 의사소통 등이, 가족참여 차원에는 입소자와 함께 있기, 자문 또는 지지그룹, 개별적인 간호와 서비스 제공, 직원에게 환자 요구사항 전달 등이 구성요소로 포함되었다.

② 우리나라의 선행연구

오래전부터 노인요양시설을 운영해 온 선진국에 비해 우리나라 노인요양시설의 운영경험은 비교적 초기단계이다. 노인요양시설의 운영성과(management outcome)나 입소자에게 제공된 서비스 결과 수준을 평가하기에는 아직 미흡한 실정이지만 소규모 노인요양시설을 개설하고자 할 때, 관리 운영 시 운영자에게 기준이 될 수 있는 구체적인 질관리지표(QMI) 수준의 제시가 요구되고 있다.

우리나라 노인의 정서적 특성과 환경을 고려하여 노인요양원의 속성을 개발한 양선희(2002)는 우리나라 노인요양원의 속성을 8개 차원, 31개 속성으로 분류하였다. 8개 차원(dimension)에는 내외적 환경, 가정과 같은 편안함, 직원, 사회문화적 인식전환, 지역사회와의 연계, 효율적 의사소통, 인간중심 간호, 비용 등이 제시되었다.

각 차원별 해당 속성들을 구체적으로 살펴보면, 내외적 환경 차원에는 입지환경, 주위환경, 내부환경, 그리고 차별화된 설비 등이 제시되었고, 가정과 같은 편안함 차원에는 소규모 시설, 병원 같지 않은 분위기, 한방 동거인원, 환자의 중증도별 방 배치, 자유로운 면회와 외출 등이 제시되었다. 직원 차원에는 전문 의료 인력, 친절한 직원, 충분한 직원, 충분한 인력, 일관된 직원과 믿음이 가는 직원 등이 제시되었다. 사회 문화적 인식전환 차원에서는 요양시설에 대한 부정적인 이미지 쇄신, 전통적 효 사상에 대한 사고방식의 전환, 노인요양시설 이용에 대한 사회적 인식 전환 등이, 지역사회와의 연계 차원에는 편의시설 지역개방, 원활한 지역주민 교류, 의료기관 연계, 자원봉사자 등이 제시되었고, 효율적 의사소통 차원에서는 가족에게 정기적인 환자상태 보고, 보호자와 직원 간의 원활한 의사전달 등이 제시되었다. 인간중심 간호 차원에서는 지속적인 의료서비스 제공, 인간적·개별적인 간호, 영양관리, 재활관리, 물리치료, 여가관리 등이, 그리고 마지막으로 가장 중요한 차원으로 보고된 비용 차원에서는 적정수준의 보증금과 월 이용료, 수준별로 선택할 수 있는 다양한 종류의 시설, 정부의 정책적 비용 지원 등이 우리나라 노인요양시설의 속성으로 보고되었다.

2004년부터 정부 주관으로 전국 30개 노인요양병원을 대상으로 입원노인에 대한 서비스 결과(patient outcome)를 측정하기 위한 질 지표로 한국형 RAI 도구가 개발되어 시범사업을 실시하였다(보건복지부, 건강보험심사평가원, 2003).

조혜숙(2005)은 노인요양시설의 질관리지표를 개발하였는데, 환경, 직원, 지역사회연계, 분위기, 간호, 의사소통, 입소자 만족도 등 7개 차원의 지표를 발표하였다. 각 지표별 내용을 보면 다음과 같다.

① 환경 차원(environment dimension)
요양노인들에게 양질의 서비스를 제공할 수 있는 시설설비를 갖추고 이를 관리하는 시설의 분위기를 의미한다. 노인요양시설의 구조와 설비기준에서 요양노인들의 안전한 생활, 채광, 환기 등 보건위생과 재해 방지 등을 충분

히 고려해야 하고, 이동 공간확보 등 요양노인들이 건강한 생활을 영위하는데 필요한 설비 및 환경요소를 시설장이 유념해야 함을 강조하였다. 여기에 해당되는 구성요소로 청결성, 쾌적성, 공간 확보성, 안정성, 내부설비, 주변환경 등을 도출하였다.

② 직원 차원(staff dimension)

직원의 전문성 확보와 더불어 노인요양시설 운영의 기본이 되는 인사조직관리가 체계적이고 합리적으로 구성되어 적합하게 관리되도록 하는 것을 의미한다. 직원교육과 훈련이 적절히 이루어지고 있는지, 업무분담과 팀워크가 잘 되고 있는지 등을 측정하기 위하여 교육·훈련, 인력확보, 팀 활동, 업무분장, 단정성 등의 구성요소를 도출하였다.

③ 지역사회연계 차원(community network dimension)

노인의 삶의 질을 향상시키기 위하여 자원을 얼마나 활용하고 있는가를 평가하는 차원으로, 여기에 해당되는 구성요소에는 가족참여, 연계성, 주민 참여, 자원봉사 등을 도출하였다.

④ 분위기 차원(atmosphere dimension)

노인요양시설 입소자가 시설에서 누려야 할 생활상의 인간적인 권리가 가정에서와 같이 보장되도록 관리되는 것을 의미하며, 여기에 해당되는 구성요소에는 집과 같은 분위기, 사적 공간성, 친근성, 주체적 행동 등을 도출하였다.

⑤ 간호 차원(nursing dimension)

입소자에게 양질의 간호 서비스를 제공하는 차원을 의미하며, 여기에서는 영양관리, 개인위생, 기본간호, 건강증진, 응급간호, 치료적 간호, 재활간호, 욕창간호, 와상환자간호, 임종간호, 치매간호 그리고 중재 프로그램 운영 등이 구성요소로 도출되었다.

⑥ 의사소통 차원(communication dimension)

입소자의 삶의 질을 향상시키고자 개별 상담이나 활동 참여를 권장하는 것을 의미하며, 여기에 해당되는 구성요소에는 상담, 대화, 보고 및 참여활동 등을 도출하였다.

⑦ 입소자 만족도 차원(residents satisfaction dimension)

시설 입소자가 시설운영이나 서비스에 대하여 최대한 만족하도록 관리하는 것을 의미하며, 여기에 해당되는 구성요소에는 공급자 만족도, 서비스 만족도, 프로그램 만족도, 시설 및 환경 만족도 등을 도출하였다.

2.2 노인요양시설의 질 관리 구성요소

1 환경관리

입소노인을 위한 시설 및 환경영역에 대한 평가는 노인에게 양질의 서비스를 제공할 수 있는 적절한 시설 및 관리가 이루어지고 있는가를 평가하고자 하는 영역이다. 여기에는 시설의 접근성, 외부환경, 내부환경, 시설설비, 위생상태, 안전관리 등의 하위영역으로 구성되어 있다.

치유환경은 비교적 새로운 개념으로, 의료시설에서 의료서비스를 제공하는 환경 이외에 환자의 육체적 정신적 한계를 돕는 보완적 의미로 사용되고 있다(송효주 · 최상헌, 2009). 노인요양시설의 치유환경요소에 대한 정의는 표 〈2−1〉에서 보듯이 학자들마다 약간의 차이를 보이지만 공통적으로 탈 시설적 성격, 다양한 일상생활을 영위할 수 있는 공간의 제공이 포함된다.

(1) 시설의 접근성

노인요양시설이 지역사회와 분리되어 있는 것은 바람직하지 않으므로 쉽게 이용할 수 있는 공공 교통편(지하철, 버스)이 있는가와, 인근 상업지역의 주요시설(상가, 보건소, 관공서, 금융기관)에서 요양시설까지의 소요시간을 확인함으로써 노인

| 표 2-1 | 치유환경요소

Tyson	프라이버시, 소유의식, 쾌적성, 안전성·보안성, 독립감과 자유감, 공간의 친근감, 내외부의 연결성, 미기후의 조절, 가구와 좌석의 배치, 활동 공간 제공
Ulrich	길 찾기, 소음, 조명, 충분한 창의 계획, 자연적 요소의 적용, 가구 배치, 가구와 의자의 이동성, 단순한 동선, 시각적인 프라이버시 확보, 방문객을 위한 공간의 제공, 실내의 정원, 개인의 취향·취미를 위한 공간 제공
Jain Markin	제어, 공기의 질, 온도, 프라이버시, 빛, 커뮤니케이션, 자연으로의 조망, 색상, 질감, 가족을 위한 배려
정희분	안정성, 기능성, 접근성, 길 찾기, 소통과 자극, 친밀감, 자율성, 프라이버시
최주연	자연채광, 차광, 방열, 배색, 조망, 경관, 환기
박민수 최상헌	음환경, 빛환경, 색채, 자연과의 친밀성, 프라이버시, 예술, 길 찾기 시스템
문창호	프라이버시, 시설환경의 친근함, 위생적인 환경, 좋은 경관, 시청각적 예술품 도입
김용우 양내원	빛, 조망, 조명, 소음, 온도, 환기, 색, 재료, 가구, 디테일, 규모, 사회적 접촉, 대인관계, 가족의 편의성, 의료진과의 커뮤니케이션, 스트레스, 프라이버시, 자신감, 거주성, 영역성, 혼잡, 제도, 규정, 치료 프로그램

출처 : 송효주·최상헌, 2009.

요양시설이 지역사회와 통합할 수 있는 현실적 여건이 마련되어 있는지를 평가한다. 따라서 거리보다는 요양시설에 도달하는 데 소요되는 시간이 더 중요하다.

 이러한 시설의 접근성은 입소노인의 사회적 접촉 기회증대에 중요한 요소가 된다. 사회적 접촉이 부족하면 장기적으로 고독감, 소외감을 갖게 되어 노인의 정신건강에 문제가 되며, 동시에 공동체 의식이나 연대감을 육성한다는 측면에서도 시설의 접근성은 중요하다고 볼 수 있다. 따라서 시설의 입소노인 가족이나 지인들의 접근을 용이하게 하여 입소노인들의 사회에서의 소외감을 감소시켜 주어야 한다. 또한 시설에서의 교육 프로그램이나 취미생활을 할 수 있는 공간과 공동 휴게공간에서 입소노인 서로가 소통할 수 있도록 공간을 확보해야 하며, 방문객과 보호자의 공간을 확보하여 교류가 용하도록 해야 한다.

(2) 외부환경

요양시설의 건물 외관이 파손되어 있거나 페인트칠이 벗겨지지 않았는지를 확인하고 정원의 손질상태를 확인함으로써 시설이 깨끗하게 관리되고 가정과 같은 분위기를 만들기 위해 노력하고 있는가를 평가하며, 시설 주위에 공장이 있거나 좋지 않은 냄새 등의 공해를 유발하는 시설이 있는가를 관찰하여 평가한다. 또한, 시설 주위에 노인의 거주에 현저하게 악영향을 주는 공해(소음, 공기, 고압선 등)를 유발하는 시설물이 있는가를 관찰하여 평가한다.

(3) 내부환경

입소노인을 위한 안전요인을 고려하고 있는지, 즉 실내의 위험요인(가스, 전기 콘센트, 세제, 약품 등)에 대한 노출, 낙상사고, 미끄럼 방지 등에 대비한 안전장치를 배려하고 있는지, 시설내부의 채광, 환기, 온도 및 조도가 적절한지, 공간의 크기가 적절한지를 평가한다.

설비나 내부구조(거실, 복도, 현관 등), 실내장식(가구, 책상, 조명 등)이 쾌적한 분위기를 느끼게 해주는 것은 노인요양시설에서 매우 중요한 요소이다. 쾌적성은 인간의 감각기관을 통해 느낄 수 있는데, 이는 감각기관인 귀를 통한 소음, 듣기 편안한 음악, 후각에 의한 상쾌한 냄새와 불쾌한 냄새, 그리고 촉각에 의한 더위와 추위, 시원함과 따뜻함, 시각을 통한 공간의 이미지, 공간의 시각적 자극, 시각, 후각 등에 의한 미각의 자극 등을 들 수 있다. 위생적이고 쾌적한 공간을 제공함으로서 스트레스 감소와 심리적 활력으로 입소노인의 건강에도 많은 도움을 줄 것이다. 노인요양시설의 쾌적성은 노인에게 신체적, 심리적으로도 필요한 치유환경으로 자연 환기와 채광, 공간의 크기, 자연요소 도입 등으로 인한 쾌적성이 확보 되어야 한다.

내부 환경은 개개인의 영역성을 지켜주고 프라이버시를 존중하며, 개인의 공간을 표시하는 구조가 필요하다. 공동시설의 가장 어려운 부분은 공동체생활과 개인생활이 적절한 조화를 이루는 것이다. 노인에게 완벽한 프라이버시 유지는

오히려 노인의 소외감과 외로움을 증가시킬 수 있으므로 공동생활과의 연계성을 고려하면서 노인의 영역성을 확보하는 것이 필요하다.

또한 내부환경은 가정과 같은 따뜻한 분위기를 유지하는 것이 중요하다. 입소노인은 가정이라는 환경에서 가족과 함께 오랫동안 지내왔으므로 요양시설이라는 새로운 환경에 적응해야하는 심리적인 부담이 있기 때문에 노인요양시설은 가급적 가정형의 분위기를 조성하여 입소노인에게 심리적인 부담감을 덜어주는 것이 좋다. 새로운 시설로 입주함으로써 평생 동안 사용해 온 가구나 장소에 대한 추억과 이별하는 것은 노인에게 엄청난 심리적 부담감으로 작용한다. 입소노인은 새로운 환경의 여러 요소들로부터 자신의 환경을 인지하기 때문에, 친밀감을 줄 수 있는 건축요소를 디자인에 반영하여 요양시설과 가정 사이에서 발생하는 환경의 차이를 줄여주는 것이 좋다. 입소노인에게 친숙한 공간의 디자인, 친숙한 가구의 사용을 통해 주거 공간이 낯설지 않도록 하여 입소노인 스스로가 요양시설이 아닌 자기 가정이라고 생각할 수 있는 분위기를 조성해주어야 한다.

(4) 시설설비

시설설비 항목은 침실, 물리치료실 및 프로그램실, 목욕실, 화장실, 직원의 업무 공간, 다양한 휴게실 확보 등 공간의 크기를 평가할 수 있도록 각 시설 및 설비 항목에 따라 평가내용을 구체적으로 기술하고 있다. 시설설비는 다음과 같은 사항에 대해 평가한다.

① 식당 : 쾌적성, 휠체어 이용 가능 여부, 식사보조를 위한 충분한 공간 유지, 주방의 공간 및 청결상태

② 화장실 : 청결성, 미끄럼 방지 타일 설치 여부, 장애노인을 위한 화장실 비치 여부, 화장실 수

③ 목욕탕 : 다양한 형태의 목욕 가능성, 욕실의 크기, 응급 시를 대비한 호출 장치, 탈의실, 수납공간, 작업 위치 등

④ 여가 프로그램 실(오락실) : 위치의 용이성, TV, 노래방 등 다양한 오락기구의 비치 여부, 쾌적한 분위기, 공간의 적절성, 휠체어 이용 가능성

⑤ 상담실 : 적절한 분위기, 위치의 접근 용이성

⑥ 가족 면회를 위한 방의 준비 유무

⑦ 외부환경 : 공간의 안정성, 공원 또는 산책로, 원예치료 혹은 옥외 활동 및 게임 등의 프로그램을 위한 공간

(5) 위생관리

식품을 위생적으로 관리하기 위하여 냉장고 및 냉동고가 충분히 갖추어져 있는지, 살균소독기가 갖추어져 있으며 실제로 사용되고 있는지를 평가한다. 또한 식품 보관 장소가 서늘하며 습도가 높지 않은지, 서류를 통하여 위생기준이 명시되어 있는지, 기준에 따른 점검기록이 있는지를 확인한다.

(6) 안전관리

노인은 신체적 변화로 인해 안전사고가 빈번하기 때문에 노인요양시설에서의 안전관리 계획은 매우 중요하다. 노화로 인한 뼈의 약화와 감각기관 둔화로 낙상사고들이 특히 많이 일어난다. 미끄럼 방지 바닥재와 핸드레일의 설치, 문턱 없애기, 사고 발생 시 신속한 응급 대처를 위한 응급호출장치, 치매노인들의 무단이탈을 방지하기 위한 잠금장치가 설치되어 있어야 한다. 노인이 사용하고 있는 공간에는 노인의 신체적 변화로 인한 사고예방을 고려하여 이밖에도 많은 안전장치들이 필요하다.

비상시 안전관리를 위해서는 소방법 상의 시설물들이 모두 설치되어야 한다. 스프링클러, 급수전, 감지기, 소화기 등이 설치되어 있는지, 응급 시 신속하게 대처할 수 있는 비상구나 대피도구가 설치되어 있는지, 개별 난방기구 및 취사도구, 가스 등 화기 관리가 적절한지 등을 평가한다. 그리고 입소노인 및 직원에 대한 비상사태 안전에 대한 관리가 적절한지, 안전관리의 자격을 갖춘 직원이 있는지, 명확한 안전(비상상태)관리 체계가 마련되어 있는지, 정기적인 안전(비상상태)교육이 실시되고 있는지, 안전(비상상태)점검 기록이 되어 있는지 등에 대해 평가한다. 또한 위험에 대비한 보험 가입 여부도 평가에 포함된다.

② 직원관리

직원관리는 서비스가 제공될 수 있도록 조직관리 및 운영관리가 체계적이며 합리적으로 구성되어 투명하고 적합한 관리가 되고 있는가를 평가하고자 하는 것이다. 운영일반, 인사관리, 직원후생, 재무관리, 정보관리, 직원만족도 등의 하위영역으로 구성되어 있다.

(1) 운영일반

시설의 중장기 발전계획, 운영전반, 예산, 사업계획의 적절한 수립, 사업계획에 대한 자체 평가, 시설의 운영 규정 수립 여부, 시설장의 전문성 여부(사회복지사 1, 2급, 간호사), 직원들의 건의 및 불만에 대한 공식적인 처리기구와 규정, 운영위원회(시설입소자 또는 시설입소자의 보호자 대표, 지역주민 대표, 후원자 대표, 관계 공무원, 전문가)의 구성 및 운영위원회의 활동 등에 대해 평가한다. 이는 시설의 발전계획안, 사업계획서, 운영 규정, 시설장의 인사기록카드 및 관련자격증 사본, 운영위원회 회의록 및 관련서류 등을 통해 평가된다.

노인요양시설의 운영과 관련하여 정기적으로 직원회의를 개최하는 시설이 그렇지 않은 시설보다 서비스 수준이 높아지는 사례들이 보고되고 있다. 직원회의는 시설의 문제점을 토의하고 해결점을 마련하며, 지침을 결정하고 장단점을 토의하면서 직원들의 의견을 반영하여 서비스 수준을 높일 수 있게 된다. 노인요양시설의 질 관리를 향상시키기 위해 직원회의 개최 여부를 평가의 지침으로 삼는 것도 한 방법이 될 것이다.

또한 시설의 개업연수가 오래될수록 서비스 수준이 높아지는 경향이 있다. 현재 유료 노인요양시설은 2000년 이후에 급증하고 있는 추세이며, 아직 개업한지 오래되지 않은 시설들이 대부분이다. 노인요양시설 운영 시에도 인력관리, 안전관리 등의 여러 문제점이 제시되고 있으며(송유정, 2003), 유료 노인요양시설의 열악한 환경을 고려해 볼 때, 정부의 지원과 시설 관리자들의 정보교환을 위한 네트워크 구축 등이 요구된다.

(2) 인사관리

인사·징계위원회가 구성되어 규정에 따라 활동하고 있는지, 직원의 업무분장이 명시화되어 있는지, 그리고 직원 교육이 적절히 이루어지고 있는지를 평가한다. 이를 위해 시설의 규정 및 관련서류, 인사기록카드, 관련자격증 사본, 출장대장 및 관련서류 등이 배치되어 있어야 한다.

전문직(사회복지사, 간호사, 영양사, 물리치료사)을 포함한 모든 직원이 법적기준에 준하여 적절한 인원이 배치되어 있는지의 여부는 서비스의 질 관리에 중요한 요소가 된다. 노인요양시설의 서비스의 질은 비영리시설, 공공요양시설이 영리시설보다 더 높고 입소자당 간호 관련 직원 수가 많을수록 서비스 질이 높은 것으로 보고되고 있다. 또한 입소 정원이 적을수록 전체 요양과 관련한 결함이 적고 서비스 질이 높은 것으로 보고되고 있다(송효주·최상헌, 2009). 또한 요양시설 직원의 교육과 간호직원에 대한 서비스 훈련을 증가시키는 것이 요양시설의 서비스 질을 향상시키는 데 중요하다고 보고되고 있다(김효신, 2009).

(3) 직원후생

직원후생은 직원의 급여 외 수당, 직원을 위한 후생복지(휴가, 휴식 공간, 포상제도, 교육훈련 지원 등)에 관한 항목이 포함되며 규정 및 관련서류 검토, 현장 확인 등을 통해 평가한다.

유료 노인요양시설의 서비스 수준 관련요인일 뿐 아니라 서비스 수준에 차이를 내는 주요 핵심변수로 종사자의 현 근무연수, 시설의 개업연수, 시설의 직원회의 개최 여부는 이미 앞에서 제시된 바 있다. 종사자의 근무연수가 오래되도록 하려면 종사자의 급여나 복지, 승진 등의 근무여건이 좋아야 한다. 우리나라의 노인의료복지시설은 종사자 부족, 예산 및 전문인력 부족 등이 문제점으로 지적되고 있으며(변재관, 2001 ; 박연희, 2006 ; 이왕탁, 2007), 이로 인해 종사자들의 사기 저하나 소진 현상, 과다한 스트레스 등이 전직으로 이어져 노인요양시설의 서비스 저하를 가져올 수 있는 요인이 되고 있다. 따라서 근무여건 개선과 노인요양시설 운영자의 효율적인 인적관리가 필요하며, 정부의 체계적인 요양 전문인력 양성과 요양시설 설립자 및 관리자에 대한 자격관리 등이 필요하다.

(4) 재무관리

전체예산 중 법인의 보조금(수익재산 포함)비율이 어느 정도인지를 평가하기 위해 예산결산서를 검토하며, 예산 중 후원금의 비율이 어느 정도인지를 평가하기 위해 예산서 및 후원금(현금만) 명세서를 확인한다. 후원물품은 회계에서 정당한 절차를 밟으며, 집행에 있어서도 수입으로 처리하여 시설운영에 투명하게 사용되는지를 평가하기 위해 후원물품 관계서류 및 사용내역서를 검토한다. 후원물품 내역에 대해서는 수령물품 영수증 발급, 후원물품 사용대장 기록, 물품 사용내역에 대해 연 1회 이상 후원자에게 통보하거나 소식지에 연 2회 이상 게재하는지를 평가한다. 회계장부 및 증빙서류의 정확성과 투명성을 확인하기 위해 회계장부와 관련자료를 검토한다.

(5) 정보관리

정보관리는 요양시설 입소자의 정보에 대한 관리를 전산화하여 업무의 효율성은 물론 최신정보를 입수하여 빠르게 대처할 수 있도록 하는 데 목적이 있다. 따라서 시설의 정보화와 정보관리의 체계성 여부를 평가하기 위해 전산프로그램 이용실적, PC통신 및 e-mail의 ID, 스크랩북 등의 관련자료 등을 검토한다.

(6) 직원만족도

직원만족도에 관한 하위영역에서는 시설장의 시설 운영방향에 대한 직원의 만족도, 동료관계에 대한 만족도, 법인 이사장 또는 시설장과 친인척관계에 있는 직원의 시설운영에 대한 영향력 행사, 현재 수행하고 있는 업무의 양과 질에 대한 만족도, 직원을 위한 복리후생제도에 대한 만족도, 입소노인과의 관계에 대한 만족도 등을 평가한다.

(7) 실무지침서의 개발

직원들의 실무지침서를 작성할 때에는 정책, 절차, 프로토콜 등에 관해 작성한다. 그러나 모든 것을 다 해결할 수 있는 지침서는 만들지 않는 것이 좋다. 지침서는 단지 정책, 프로토콜 과정과 사정도구만을 포함해야 한다.

① 정책(policy)

정책은 일반적인 목표, 행동과정, 수용할 수 있는 과정을 진술한 규칙 및 규약으로 조직의 철학과 목표로부터 도출되며, 조직의 목표를 성취하기 위한 방법을 제시하고 목표를 행동화하기 위한 과정과 활동을 알려주는 포괄적인 지침이다. 정책은 조직의 계획을 조정하고 업무통제를 도와주며 일관성 있는 관리를 가능하게 해준다. 그러므로 노인요양의 정책은 노인요양의 활동범위나 허용수준을 정하고 그에 따르는 행동방침을 정하는 과정이다. 또한 정책은 노인요양시설 조직의 사명, 철학, 목표와 연관되어 있으므로 목표는 정책을 통해 표현될 수 있고, 정책은 목표를 성취하도록 돕기 위해 사용될 수 있다.

한편, 정책은 의사결정과 행위의 기초가 되는 계획을 조정하고 업무 통제를 도와주며, 일관성 있는 관리를 가능하게 해준다. 정책은 그 적용범위가 넓고 안정성, 융통성, 공정성이 있어야 하며, 이해하기 쉬운 용어로 간결 명확하게 서면으로 규정되어야 한다. 그리고 정책은 정기적으로 검토되어야 하며, 수정 보완된 것으로 보관되어야 한다.

② 프로토콜(protocol)

프로토콜은 전문적이고 임상적인 상황에서 행정적인 상황에 대한 관리를 가이드하는 과정과 규칙에 대한 진술이다.

③ 절차(procedure)

절차는 미래의 행동과정을 관례적으로 나타낸 것으로, 어떤 특정한 업무행위의 순서를 자세하게 설명하여 업무를 규칙적으로 반복할 수 있게 해주는 것이다. 즉, 안전한 실무와 행동에 대한 안내서로서 진행을 확인하거나 정책을 이행하기 위해 거치는 과정이다. 절차는 정책보다 더 자세한 업무행위의 지침이 된다. 따라서 절차는 부서직원이 구조화된 문제를 처리하는 일련의 상호 관련된 시차적 단계이며, 노인요양시설에서 업무수행을 위한 표준화된 방법이나 기술의 윤곽을 나타내주고, 그와 관련된 행동의 지침을 제공한다. 절차를 설정함으로써 보다 효율적인 통제가 가능하며, 일상적이고 반복적인 업무가 체계적으로 진행될 수 있다.

절차편람(procedure manual)은 예비교육과 직원개발을 위한 기초인 동시에 업무평가의 기초가 된다. 또한 직원들의 업무지침이기도 하다. 그리고 절차를 표준화하여 편익(benefit)을 높이고 비용(cost)을 줄일 수 있다. 업무의 절차는 계속 분석되어 불필요한 행위를 수정하고 새로이 수정, 보완된 것을 편람에 삽입해야 한다.

절차는 관리 노력을 유지하며, 권한의 위임이 촉진되고, 보다 효과적인 운영을 가능하게 한다. 또한 직원들에게 효율적인 사용을 가능하게 하고 통제를 촉진시키며, 노인요양시설의 활동을 조정하는 데 도움이 된다.

④ 규칙(rule)

규칙은 조직의 구성원들이 특별한 상황에서 행해야 할 것과 금지해야 할 것을 알려주는 명확한 지침이다. 규칙은 변동을 인정하지 않으며, 유동성이 서면으로 작성되어 있다. 규칙은 정책보다 더 엄격하고 제한된 것으로 표준적인 업무처리 방법의 기준이 되며, 특별한 상황과 관련하여 수행되어야 할 구체적이고 명확한 행동을 요구한다. 규칙은 절차와 관련되어 행동을 지시해 주지만 행동의 시간적 순서를 나타내는 것은 아니다.

③ 지역사회 연계성

지역사회 연계성 영역은 입소노인의 삶의 질을 향상시키기 위하여 노인요양시설이 지역사회와 자원을 얼마나 질적으로 활용하고 있는가를 평가하는 영역으로 개방성, 지역기관과의 관계, 자원봉사, 홍보 등으로 구성되어 있다.

(1) 개방성

개방성은 설립기념일, 시설개방의 날, 경로잔치, 바자회, 종교기념일, 후원자(자원봉사자)의 밤 등 노인요양시설의 행사에 지역주민의 참여 정도, 입소노인의 지역사회 편의시설 이용 가능성, 입소노인의 지역사회 행사 참여 정도 등을 평가한다.

(2) 지역기관과의 관계

지역기관과의 관계에서는 지역사회 의료기관과의 연계 여부, 지역주민과의 교류 등을 평가한다.

(3) 자원봉사

자원봉사자들의 참여 정도, 자원봉사자의 활동 정도, 자원봉사자를 유지하기 위한 노력을 평가하며, 실습생 교육 여부를 평가한다.

(4) 홍보

홍보를 위해 활용하고 있는 매체와 활동에 대해 평가하고, 시설의 사업내용, 행사, 자원봉사자 및 후원자 활동소개, 입소자 근황 등의 내용을 수록한 소식지의 전년도 발행 횟수, 언론 매체를 이용한 홍보활동 횟수 등을 평가한다.

④ 시설의 분위기

노인요양시설은 비교적 장기간에 걸친 생활의 장이 될 수 있는 경우가 많으므로 집과 같은 분위기를 만드는 것이 필요하다.

(1) 물리적 환경

요양시설의 거실, 복도, 현관이 가정과 같이 온화하고 쾌적한 분위기를 주는지의 여부는 질 관리의 주요지표가 된다.

가구 등의 배치는 가정이나 주택과 같은 환경을 조성하는 데 중요한 요소이다. 이를테면, 요양실에 비치하게 되는 사물함, 침대머리함, 세면대 등을 적절히 배치하여 가정의 일부처럼 꾸미고, 실내의 커튼이나 롤 블라인드(차일의 일종) 등도 다채롭고 부드러운 색조의 재질을 사용하여 친근감을 느낄 수 있게 한다.

또한 사적인 공간의 확보가 시설의 분위기를 결정하는데, 가족방문객이 면회할 수 있는 공간이 준비되어 있는지, 입소자 개인별 사물수납 공간이 마련되어 있는지 등이 검토되어야 한다.

(2) 주체적 행동의 보장

입소자의 주체적 행동의 보장도 시설운영에서 고려되어야 한다. 입소자가 용돈관리가 불가능한 경우에 용돈을 관리해 주는지, 입소자의 용돈을 관리해 주는 경우 관리내용을 정기적으로 알려주는지, 입소자의 가족이나 입소자가 원할 때 외출을 할 수 있도록 배려하는지, 입소자의 가족이나 입소자가 원할 때 외박할 수 있도록 배려하는지 등이 확인되어야 한다.

(3) 입소자의 권리 보호

권리에서는 입소자가 시설에서 생활하는 과정에서 인간적인 권리가 보장되는가의 여부를 평가하는 것으로, 입소과정과 생활 중에서 인간적 존엄성, 비밀보장, 자기결정 및 자유선택, 사생활 등이 보장되고 있는가를 파악하는 것이다. 즉 시설을 소개하는 팸플릿이 준비되어 있는지, 시설 이용방법, 생활규범, 서비스 내용 등 시설생활에 필요한 사항을 설명하고 있는지를 평가하고, 직원과 입소자 간의 의사소통 기술을 향상시키기 위해 대화방법에 대한 직원교육, 대화에 대한 지침서, 직원회의에서 대화에 대한 자체평가, 입소자를 위한 대화 프로그램 운영 등에 대한 노력이 있는지, 금전관리에 대해서 어떻게 배려하고 있는지 등을 평가한다. 또한 시설에서 제공되는 각종 활동 프로그램의 참여 여부에 대한 입소자의 결정권을 평가하고, 입소자가 원하는 종교적, 문화적, 정치적 활동 및 시민권 행사 등의 활동에 참여할 수 있도록 격려하고 지원하는지를 평가한다.

다음은 입소자의 권리를 보호하기 위한 지침이다.

① 권리와 서비스의 공지

노인요양시설은 입소자 모두가 볼 수 있는 개방된 공간에 입소노인에 대한 학대행위의 세부 기준을 공지하여 입소노인과 종사자 모두가 학대에 대해 정확한 이해를 갖추도록 하기 위해 다음과 같은 지침을 사용한다.

– 학대, 방임, 착취 등의 부적절한 처우로부터 입소노인을 보호하기 위한 적절한 조치를 마련하여 실행해야 한다.

- 노인요양시설 입소 시에 시설 이용방법과 권리, 생활규칙과 서비스 내용에 대해 충분히 설명해야 한다.
- 시설에 입소한 노인의 의식주, 보건의료 서비스, 여가활동 등 개인의 삶에 영향을 미치는 모든 부분에서 자기결정권을 행사할 수 있도록 해야 한다.
- 노인의 권리, 일상생활이나 서비스를 변경할 경우, 변경사항에 대해서는 충분한 시간을 가지고 사전에 통지하고, 노인 또는 가족 등을 의사결정과정에 반드시 참여시켜야 한다.
- 노인요양시설은 노인의 의견이나 불평을 수렴하기 위한 공식적인 절차를 마련하여 시행해야 하며, 불평이 제기된 사항은 즉각적으로 해결해야 한다.

② 소지금품의 보호
- 노인요양시설에 입소한 노인의 수입과 재산(경로연금, 교통비, 입소 시 지참금 등)은 스스로 관리함을 원칙으로 하되, 시설에 금전위탁을 한 경우 입소노인의 동의 없이 사용하거나 요양시설의 운영을 위해 전용해서는 안 된다.
- 노인 소유의 금전이나 물품에 대한 사용내역을 최소 월 1회 이상 노인에게 보고해야 한다.
- 노인요양시설은 노인보호를 위하여 사용되어야 할 시설운영비, 보호비, 후원금 등을 본래의 목적 이외의 용도로 사용해서는 안 된다.
- 노인요양시설 입소자의 입소나 지속적인 거주를 조건으로 규정된 범위 이상의 현금이나 편의제공 등 일체의 요구를 해서는 안 된다.

③ 사생활의 확보
- 어떠한 이유로도 우편, 전화 등 개인적 통신의 권리를 제한해서는 안 된다.
- 어떠한 이유로도 정치적 이념, 종교적 신념의 변화를 강요해서는 안 된다.
- 노인의 사생활을 보장하고 직무수행과정에서 얻은 비밀을 철저히 지

켜야 하며, 질병과 치료, 통신, 가족 등과 같은 사생활에 관한 정보나 기록을 사전 동의 없이 공개해서는 안 된다.

- 어떠한 이유로도 시설 내의 자발적 모임이나 다른 입소자와 사귀고 의사소통할 권리를 제한해서는 안 된다.
- 공간이 허락하는 한 개인적인 소지품을 갖거나 이용할 권리가 있다.
- 원하지 않는 청소나 빨래 등 노인의 뜻에 반하는 노동행위를 시켜서는 안 된다.
- 노인들은 가족 친지들과 사회적 관계를 유지하고 사회활동에 참가할 권리가 있다.

④ 차별적 행위 금지
- 노인이 불평을 제기했다는 이유로 차별, 감금, 강압 또는 보복 등의 불이익을 주어서는 안 된다.

⑤ 입소, 전원, 퇴소관련 권리
- 노인의 의사에 반하는 전원 또는 퇴소를 해서는 안 되며, 불가피한 경우 전원 또는 퇴소의 이유를 사전 통보하고 의사결정 과정에 노인을 반드시 참여시켜야 한다.

⑥ 학대방지
- 종사자는 노인들 간의 집단 따돌림이나 학대행위를 예방하고 해결해야 한다.
- 종사자는 동료 종사자의 노인에 대한 폭행, 폭언, 부적절한 처우를 목격하였을 때 이를 묵인하거나 동조해서는 안 되며, 제반 법률규정이나 윤리기준에 따라 조치를 취해야 한다.
- 노인이 수치심을 느끼거나 자존심을 상하게 하는 말을 해서는 안 된다.
- 어떠한 이유로도 노인을 협박, 무시하거나 조롱 또는 욕설을 해서는 안 되며, 항상 존대어를 사용해야 한다.
- 목욕이나 기저귀 교환 시 반드시 신체의 중요 부위를 가리고 옷을 벗기고 입혀야 한다.

⑦ 노인의 활동 보장
- 의료적 필요성이 인정되는 경우를 제외하고 어떠한 경우에도 노인의 의사에 반하는 신체적 제한이나 구속을 가해서는 안 되며, 심리적인 영향을 미치는 약물을 이용해서는 안 된다.
- 노인은 시설에서 제공되는 모든 서비스를 차별 받지 않고 이용할 수 있어야 하며, 다른 입소자의 권리를 침해하지 않는 범위에서 자신의 의사에 따라 다양한 여가, 문화활동에 참여할 수 있어야 한다.

5 간호 영역

세부내용으로 영양관리, 개인위생, 기본간호, 건강증진, 응급간호, 의사와의 연계성, 재활간호, 욕창간호, 와상환자간호, 임종간호, 치매간호, 중재 프로그램 운영 등에 관한 질 관리와 평가방법을 포함한다.

간호 영역의 서비스의 질 평가는 노인들에게 양질의 서비스가 제공되고 있는가를 확인해야 하는데, 입소 사정, 일상생활 지원, 보건의료, 재활, 와상환자 및 치매, 사회 서비스, 호스피스 및 장례, 입소자의 삶의 질 등의 하위 영역으로 구성된다.

(1) 입소 사정

입소 시 노인에 대한 사정 및 서비스계획의 수립 여부, 입소노인의 정기적인 재사정 여부, 정기적인 사정에 따라 문제가 있는 입소노인에 대한 지속적인 사례관리 실시 여부 등을 평가하는 것으로 간호기록을 검토한다.

(2) 일상생활 지원

입소노인의 의류 및 침구류의 청결성을 평가하기 위해 현장을 확인하고 세탁일지를 확인한다. 식단과 관련한 요구조사 및 입소노인의 기호 선호도를 파악하여 식단에 반영하였는지, 식당에 식단표가 게시되고 있는지를 평가한다. 또한 식사시간을 지키지 못했을 경우에 식사를 제공했는지, 특정 음식을 거부할 때 유사한 영양 가치를 지닌 음식을 제공했는지, 고혈압, 당뇨 등 특정질환에 따른 식사를 제공했는지, 의사, 영양사의 처방에 따른 특별식을 제공했는지 등 입소노인의 식사 서비스의 적절성을 평가한다. 간식제공의 적절성, 기저귀 교환의 적절성, 목욕 여건, 신체 상황에 따른 다양한 목욕방법이 이루어지고 있는지의 여부도 평가한다.

(3) 보건의료 서비스

건강검진(X-ray, 혈액검사, 당뇨검사 등)이 적절히 시행되고 있는지, 치아관리는 적절하게 이루어지고 있는지, 만성질환 노인의 간호가 적절하게 이루어지고 있는지를 평가하기 위해 의무일지, 투약관리대장 및 관련서류를 확인하고 현장을 확인한다. 촉탁의 활동의 적절성을 평가하기 위해 의무일지, 진료기록, 촉탁의 계약서 등을 확인한다. 예상치 못했던 응급환자 발생 시 관리가 체계적으로 이루어지고 있는지를 평가하기 위해 진료일지 및 간호일지를 확인하고 직원을 조사한다. 시설에 입소한 노인의 보호관리를 평가하기 위해 의무(간호)일지 등 관련 자료를 검토하고 직원 및 입소노인을 조사한다.

(4) 재활

재활치료(물리치료, 작업치료, 미술치료, 음악치료, 원예치료, 기타) 프로그램 제공 여부, 회복과 지지를 위한 재활치료의 적절성, 입소노인의 자립을 위한 배려 및 노인의 신체적, 정신적 상태에 적절한 ADL 훈련 실시에 대한 적절성을 평가한다.

(5) 와상환자 및 치매

와상환자의 욕창 예방을 위한 간호제공 여부 및 적절성, 와상환자 예방을 위한 침식분리, 휠체어 산책, 주간 프로그램에 참여 유도 등을 평가한다. 또한 치매 초기로 판단되는 노인을 위한 프로그램 실시 여부와 직원의 전문지식 습득을 위한 노력 여부를 평가하고 치매성 노인에게 흔히 나타나는 문제행동에 대해 직원과 입소자가 적절하게 대처하는지의 여부를 평가한다.

(6) 사회 서비스

사회 서비스는 가족, 친구, 이웃 등 입소노인의 지인들과의 관계유지 및 지원 노력 여부, 야외활동을 위한 프로그램의 계획 및 실시, 여가 프로그램 수행의 적절성, 외출이나 외박에 대한 배려 등을 평가한다.

(7) 호스피스 및 장례

호스피스 및 장례는 입소노인이 임종에 임박했을 때 어떻게 대처하는지, 종교적인 절차 및 시설에서 마련된 장례준비와 절차가 적절한지, 입소노인의 사후에 남은 재산 및 금전의 처리는 적절한지를 평가한다.

(8) 입소자의 삶의 질

입소자의 삶의 질은 장기요양보험제도의 공적 재원조달이 이루어지는 많은 국가들이 당면하고 있는 가장 큰 이슈이다. 요양시설의 기능을 단지 '생애를 마지막으로 마감하는 장소'가 아닌 '생애 마지막까지 입소 전의 삶의 질을 유지하는 장소'로 변화시키는 것이 장기요양보험제도의 요양시설과 관련한 핵심방향이라 하겠다.

기본적으로 요양시설 입소자의 삶의 질을 높이는 것이 요양시설의 주요 기능이라고 할 수 있다. 따라서 영역별로 삶의 질 개념을 설정하고, 각 입소자의 삶의 질 영역을 증진시키기 위해 요양시설의 방침(policy)들이 정해져야 한다.

김찬후(2009)는 노인요양시설 입소자의 삶의 질에 관련된 11가지 주요 영역을 다음과 같이 제시하고 있다.

① 자율성(autonomy)

자신의 생활과 관련된 여러 가지 일들을 스스로 결정하고 선택하며, 자신의 삶을 스스로 지휘하는 지각능력을 의미하는데, 많은 연구자들은 인지적으로 손상되지 않는 노인들의 신체 및 정서적 건강에서 자율성의 소유가 중요함을 증명하고 있다. 입소자의 자율성을 유지하기 위하여 노인요양시설은 입소자에게 다양한 선택권을 주어서 자율성 신장을 권장하도록 해야 한다.

② 개별성(individuality)

개인적 특성이나 정체성, 과거의 관심과 선호성을 예전 그대로 유지하도록 하는 것을 의미한다. 입소자의 개별성을 유지하기 위해서는 입소자의 생애에 대한 정보를 파악하고 과거생활에서 관심을 가졌던 부분이 유지될 수 있는 환경을 조성해주는 것이 중요하다.

③ 존엄성(dignity)

한 개인으로서 존중받고 있다는 것을 느끼는 상태를 의미하는데, 주변인들로부터 모욕이나 모멸감을 경험하지 않는 것이 가장 중요하다. 특히 입소자를 존중하는 요양시설 직원의 태도는 매우 중요하다.

④ 프라이버시(privacy)

공동체 생활을 하는 입소노인들에게서 소홀히 다루어질 수 있는 영역이다. 혼자만의 공간을 갖는 것, 사생활을 느끼고 경험하는 것과 관련되는 부분이다. 즉 혼자이기를 원할 때 혼자 있고, 개인적으로 다른 사람들과 함께 있고 싶을 때 같이 있을 수 있는 것과 자신의 개별적 정보에 대한 비밀을 유지할 수 있는 것, 타인과 구별되는 물리적 및 정신적 공간이 보장되는 것 등이 포함된다.

⑤ 즐거움(enjoyment)

사람들의 삶에 있어 매우 중요하며, 특히 노년기에는 단조로운 생활 속에서 그 비중이 더 커져야 한다. 사람들은 즐거움을 추구하는 활동을 실생활에서 가치 있는 것으로 생각하지 않는 경향이 있다. 노년기 삶의 즐거움은 즐거운 삶에 대한 개별적이고 집단적인 접근을 계획함으로써 얻어질 수 있다.

⑥ 의미 있는 행동(meaningful activity)

자신의 삶이 흥미 있고 의미 있는 것들로 충분하다고 인식될 때 일어난다. 의미 있는 행동은 개인의 신체적 상태에 따라서 크게 영향을 받는다. 다양한 관심을 자극할 수 있는 활동과 과업을 갖도록 하는 여건 조성이 필요하다.

⑦ 관계성(relationship)

대인관계 형성에 관한 의미로서 대인관계는 삶을 가치 있게 만든다. 요양시설 입소자들이 지지, 조언, 신뢰 등을 받을 수 있고, 줄 수 있는 상호작용에 초점을 두는 것이 필요하다. 시설의 직원들은 입소자들이 긍정적인 대인관계를 만들고 유지될 수 있도록 도와주어야 한다.

⑧ 안정감(sense of safety or security)

정서적인 요소로서 장기적인 입소자가 자신의 가정에서 느끼는 정서를 가질 수 있도록 유도하는 것이 필요하다. 서비스의 질 관련요소 중에서 가장 중요한 것은 입소자가 안정감을 갖도록 하는 것이다. 사람들은 자신이 양호한 환경 속에서 살고 있다고 느끼고, 신뢰할 수 있기를 원하게 되는데, 자율성과 프라이버시를 존중하면서 안정감을 갖도록 하는 것이 관건이다.

⑨ 안락(physical comfort)

신체적인 안락함을 의미하며, 신체적 고통과 불편함으로부터 벗어나는 것을 의미한다. 기분과 신체 모두 편안함을 느끼게 해주고, 프라이버시를 존중하면서 입소자에 대한 지속적인 모니터링을 통하여 안락함을 유지하도록 한다.

⑩ 영적 웰빙(spiritual well-being)

종교, 기도, 명상 등 영성 관련활동으로부터 안락함을 얻도록 하는 것이다. 생애 마지막에서, 삶의 질 영역 차원의 중요성이 높으며, 개별적 영성에 대한 존중과 격려 등이 필요하다.

⑪ 기능적 역량(functional competence)

개개인의 신체 및 지적 능력의 한계 내에서 요양시설 입소자들이 원하는 행위를 할 수 있는 독립적인 활동능력을 의미한다. 노인의 잔존능력을 유지시키고, 개별적인 역량을 파악하고 차별적인 서비스를 제공하는 것이 필요하다.

위에서 설명한 영역별 삶의 질 증진을 위한 요양시설의 방침들을 설정하는 것은 현재 우리나라의 요양시설의 질을 고려하면 어느 정도 시간이 필요한 것이 사실이다. 그러나 궁극적으로 위의 내용과 같은 영역의 요양시설 입소자의 삶의 질이 어떻게 반영되었는가가 시설 평가의 주요 내용이 되어 점차적으로 삶의 질 고려가 핵심적인 기능으로 간주되어야 할 것이다. 결국 현재의 입장에서 '시설 입소자'만의 서비스 질에 대한 평가가 아니라, 앞으로 요양시설에 입소하게 될 다음 세대들에게도 충분히 살 만한 곳인지가 평가의 중요한 지표가 되어야 할 것이다.

6 의사소통 영역

세부내용으로 상담의 실시, 보고체계, 입소자의 참여활동의 격려 등에 관한 질 관리와 평가방법을 포함한다.

(1) 상담
담당 사회복지사가 입소자와 개별상담을 실시하고, 상담 파일이 있고 충실하게 기록되어야 한다.

(2) 대화
일상생활에서 대화가 부족한 입소자에게 대화를 시도하는 것이 필요하다. 입소자가 이야기를 먼저 하도록 격려하고 일상적인 대화가 어려운 입소자를 위한 특별프로그램을 실시하는 것이 필요하다.

직원과 입소자 간의 의사소통 향상을 위해 직원에게 대화방법에 대한 교육을 실시해야 하며, 대화에 대한 지침서를 만드는 것도 필요하다. 입소자가 전화나 편지를 자유롭게 이용하도록 직원이 도움을 제공하여야 한다.

(3) 보고체계
입소자가 호소하는 불편사항의 해결과정이 기록으로 남아있어야 하며, 불편을 호소한 입소자에게 불편사항의 처리결과를 공식적으로 통보해야 한다. 요양시설 운영위원회가 구성되어 적절하게 기능하고 있는지도 검토해야 한다. 운영위원회에는 입소자 대표, 직원, 보호자, 전문가가 참여해야 한다.

(4) 참여활동의 격려

요양 시설 입소자는 자신이 원하는 종교활동에 참여할 수 있도록 격려되어야 하며, 자신이 원하는 치료 레크리에이션 활동에 참여할 수 있도록 격려되어야 한다.

7 입소자 만족도 영역

세부내용으로 공급자 만족도, 서비스 만족도, 프로그램 만족도, 시설 및 환경 만족도 등에 관한 질 관리와 평가방법을 포함한다.

입소자 만족도 영역에서는 시설에 입소한 노인이 시설이용에 대하여 얼마나 만족하고 있는가를 평가하기 위함이며, 직원에 대한 만족도, 서비스에 대한 만족도, 시설설비에 대한 만족도, 시설생활에 대한 만족도 등을 평가한다. 전문요양시설은 입소노인의 특성으로 인해 조사·평가하지 않는다. 각 하위영역에 대한 평가항목을 보면 다음과 같다.

(1) 직원에 대한 만족도

입소자가 시설장과 직원에 대해 만족하는지를 평가한다. 입소자 만족도와 관련된 국내연구에서 종사자의 질과 종사자 수, 입소자 또는 생활 중의 비용 문제, 시설환경 등이 입소자 만족도에 중요한 영향을 주는 요인으로 보고되고 있다.

(2) 서비스에 대한 만족도

식사, 목욕, 세탁, 보건의료 서비스, 여가 프로그램에 만족하는지를 평가한다. 대부분의 노인요양시설에서 입소자의 식사, 가사, 이동, 목욕 등을 위한 생활과 관련한 서비스는 만족도가 높았으나, 의료 서비스나 사회참가 서비스 등은 미흡한 것으로 보고되었다(정덕균, 2004 ; 마한나, 2004). 또한 노인요양시설이 서비스 질에 대한 적극적인 인식과 태도를 갖추고 있는 경우에 입소자의 만족도가 높았다.

(3) 시설설비에 대한 만족도
화장실과 식당 등 시설설비의 편리성, 시설의 청결상태를 평가한다.

(4) 시설생활에 대한 만족도
시설생활의 전반에 대해 만족하는지를 평가한다.

요약 　노인요양시설의 질 관리의 개념에 대한 정의나 사회적 합의가 현재로서
는 미약한 상황이지만 서비스의 질 관리를 위한 노력이 지속되어야 한다.

　2장에서는 노인요양시설의 질 관리 구성요소를 환경관리(청결성, 쾌적성,
공간 확보성, 안정성, 내부설비, 주변환경), 직원관리(교육·훈련, 인력확보, 팀 활동, 업무분장, 단
정), 지역사회 연계성(가족참여, 연계성, 주민참여, 자원봉사), 시설의 분위기(집과 같은 분위기,
사적 공간성, 친근성, 주체적 행동), 간호 영역(영양관리, 개인위생, 기본간호, 건강증진, 응급간호,
치료적 간호, 재활간호, 욕창간호, 와상환자간호, 임종간호, 치매간호, 중재 프로그램 운영, 의사소
통 차원 상담), 의사소통 영역(상담, 대화, 보고 및 참여활동), 입소자 만족도 영역(공급자 만족
도, 서비스 만족도, 프로그램 만족도, 시설 및 환경 만족도)의 7개의 영역으로 구분하여 설명하
였다.

노인요양시설 운영자는 각 영역에 속하는 요인들과 이들 요인에 해당하는 구체적인 지침
에 따라 노인요양시설을 운영, 관리, 평가해야 하며, 지속적으로 노인요양시설 서비스의
질을 높여 나가야 한다.

참 | 고 | 문 | 헌

김찬후, 「노인장기요양제도 1년 평가와 서울시·경기도의 역할」, 『서울도시연구』 제 10권 33호, 37~51쪽, 2009.

김효신, 「유료 노인요양시설의 서비스 수준 및 관련요인」, 『노인복지연구』 여름호(통 권 44호), 373~392쪽, 2009.

송효주·최상헌, 「노인 특성을 고려한 노인요양시설 치유환경평가에 관한 연구」, 『한 국의료복지시설학회지』 15권 3호, 31~39쪽, 2009.

정은주, 「노인복지시설의 서비스스케이프 구성 차원에 관한 연구」, 『사회복지실천』제 7호, 85~104쪽, 2007~2008.

조혜숙, 『한국 노인요양시설의 질관리지표(QMI) 개발』, 고려대학교대학원 박사학위논 문, 2005.

한국너싱홈협회, 「너싱홈의 효율적인 운영관리전략」, 『제1차 한국 너싱홈협회 워크숍 자료집』, 2005.

한국보건사회연구원, 「노인요양시설 평가결과 및 정책방안」, 『보건복지포럼』 56호, 5~ 16쪽, 2001.

Michel Ken—Kou Lin(2006), *Nursing Home Quality: Structure and Strategy*. Doctoral Dessertation, University of California, Berkeley.

Rantz, M. J., Mehr, D. R., Petroski, G. F., Madsen, R.W., Popejoy, L. L., et al.(2000), "Initial field testing an instrument to measure : Observable indicator of nursing home care quality." *Journal of Nursing Care Quality*, 14(3), pp.1~12.

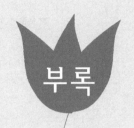

부록

조혜숙의 노인요양시설 질 관리지표(QMI)

1. 환경 차원
2. 직원 차원
3. 지역사회 연계 차원
4. 분위기 차원
5. 간호 차원
6. 의사소통 차원
7. 입소자 만족도 차원

조혜숙의 노인요양시설 질 관리지표(QMI)

1. 환경 차원

1.1. 청결성
1) 건물 외관이 파손되거나 페인트칠이 벗겨지지 않고 깨끗하게 관리되고 있는가?
2) 도배가 깨끗한가?
3) 커튼(블라인드 포함)이 깨끗한가?
4) 장판이 깨끗한가?
5) 화장실이 청결한가?

1.2. 쾌적성
1) 불쾌감을 주는 특정냄새가 없는가?
2) 방취를 위한 시설의 노력(환풍기 설치, 방향제·방취제 등 비치)이 있는가?
3) 시설주위에 불필요한 소음이 없는가?
4) 소음방지를 위한 시설의 노력(소음차단기 설치 등)이 있는가?

1.3. 공간확보성
1) 여가 프로그램 실(오락실)이 있는가?
2) 여가 프로그램 실이 활용하기 용이한 위치에 있는가?
3) 식당이 이용하기에 편리한가?
4) 상담실이 있는가?
5) 화장실, 목욕탕이 자조구나 휠체어가 이용 가능하게 구조되어 있는가?
6) 휠체어 사용자를 위해 거주실(문폭, 침대 주변 공간)이 편리하게 배치되어 있는가?

1.4. 안전성
1) 욕실, 거실, 식당, 복도 등의 바닥에 미끄럼 방지를 위한 설비를 하였는가?
2) 바닥에 설치한 카펫은 미끄럼을 방지하기 위해 안전하게 고정되어 있는가?

1.5. 내부설비

1) 채광이 적정수준 이상을 유지하고 있는가?

2) 시설 내 모든 방과 거실 등 부대시설의 조명이 100 lux로 적정수준을 유지하는가?

3) 개인 침상별 보조등을 갖추고 있는가?

4) 입욕탕이 구비되어 있는가?

5) 각 숙소에 샤워기가 구비되어 있는가?

6) 모든 건물에 승강기, 경사로 또는 엘리베이터가 있는가?

7) 복도, 화장실, 목욕탕에 지지대(보조 손잡이, 핸드바)가 설치되어 있는가?

1.6. 주변환경

1) 시설 주위에 공장이나 좋지 않은 냄새 등의 공해를 유발하는 시설이 없는가?

2. 직원 차원

2.1. 교육 · 훈련

1) 직원에게 비상대피 훈련교육이 정기적으로 실시되고 있는가?

2) 직원들은 노인안전관리, 이동 등 입소자 관리교육을 받았는가?

3) 직원들은 욕창, 치매, 호스피스 등 입소자 관리교육을 받았는가?

2.2. 인력확보

1) 각종 안전관리에 따른 훈련이나 자격을 갖춘 직원이 있는가?

2.3. 팀 활동

1) 직원들은 입소자에게 발생하는 문제에 대하여 함께 접근하는가?

2) 사회복지사를 포함한 의료팀이 입소자를 위하여 사례회의를 팀 접근으로 개최하는
   가?

2.4. 업무분장

1) 직원들에 대한 직종별 업무분장이 이루어지고 있는가?

2.5. 단정성

1) 직원들은 입소자와 차별되는 복장을 갖추고 있는가?

2) 직원들의 복장은 청결한가?

3. 지역사회 연계 차원

3.1. 가족참여

1) 가족 및 보호자들의 관심과 후원을 유도하기 위한 인터넷 홈페이지를 운영하거나 상담을 통해 가족유지 · 지원 프로그램을 정기적으로 실시하고 있는가?

2) 가족에게 간호에의 참여 기회를 제공하는가?

3.2. 연계성

1) 지역사회 의료기관(내과, 정형외과, 안과, 치과, 한의원, 정신과)과의 연계가 이루어지고 있는가?

2) 시설은 의료기관과 제휴 계약을 맺고 있는가?

3) 동사무소 · 구청 · 시청 및 관련 공공기관(소방 · 위생 · 수도 · 전기 등)과 원활한 협력이 이루어지고 있는가?

4) 노인 관련기관 및 다른 노인복지시설이나 타 분야 복지시설과 연계를 맺고 있는가?

  ① 노인 관련기관(노인교실, 노인대학, 문화센터)

  ② 다른 노인복지시설(노인무료, 실비, 유료양로, 요양원)

  ③ 타 분야 복지시설(아동, 장애인, 여성, 모자시설 등)

3.3. 주민참여

1) 시설행사에 지역주민이 참여하고 있는가?

  ① 설립기념일

  ② 경로잔치

  ③ 종교기념일

  ④ 기타

2) 지역주민이 자원봉사자로 참여하고 있는가?

3.4. 자원봉사

1) 자원봉사자를 위한 교육 프로그램을 실시하는가?

2) 자원봉사자의 활동은 기록되는가?

3) 자원봉사자의 활동은 점검(슈퍼비전)되고 있는가?

4) 자원봉사자 격려활동(포상, 후원자의 밤, 인정서 발급 등)이 이루어지고 있는가?

5) 시설에 등록된 자원봉사자들은 정기적으로 봉사활동에 참여하고 있는가?

4. 분위기 차원

4.1. 집과 같은 분위기

1) 거실이 가정과 같이 온화하고 쾌적한 분위기를 주는가?

2) 복도가 가정과 같이 온화하고 쾌적한 분위기를 주는가?

3) 현관이 가정과 같이 온화하고 쾌적한 분위기를 주는가?

4.2. 사적 공간성

1) 가족방문자가 면회할 수 있는 공간이 준비되어 있는가?

2) 입소자 개인별 사물수납 공간이 마련되어 있는가?

4.3. 친근성

1) 직원들이 입소자에 대하여 언제나 친절하고 가족처럼 따뜻하게 배려를 하는가?

4.4. 주체적 행동

1) 입소자가 용돈관리가 불가능한 경우에 용돈을 관리해 주는가?

2) 입소자의 용돈을 관리해주는 경우 관리내용을 정기적으로 알려주는가?

3) 입소자의 가족이나 입소자가 원할 때 외출을 할 수 있도록 배려하는가?

4) 입소자의 가족이나 입소자가 원할 때 외박을 할 수 있도록 배려하는가?

5. 간호 차원

5.1. 영양관리

1) 입소자에게 따뜻한 음식은 따뜻하게, 찬 것은 차게 해서 제공하는가?

2) 식사시간을 지키지 못했을 경우에도 식사를 제공하는가?

3) 특정한 음식을 거부할 때 유사한 영양적 가치를 지닌 음식을 대신 제공하는가?

4) 필요 시 의사의 처방에 따른 특별식을 제공하는가?

5) 매주 식단을 작성하여 잘 보이는 곳에 게시하는가?

6) 전문가에 의해 식단 작성이 이루어지고 있는가?

7) 식단 운영·개선을 위하여 노력하는가?

8) 냉장고 및 냉동고가 사용하기에 충분한가?

9) 식기소독을 하고 있는가?

10) 식품보관 장소가 위생적인가?

11) 음식공급자들을 위한 위생 기준이 있는가?

12) 위생 점검이 정기적으로 이루어지고 있는가?

13) 간식이 제공되는가?

14) 식품 공전 및 식품 위생법에 벗어나지 않은 재료를 구입하여 직접 만든 영양을 고려한(예: 도넛, 빈대떡, 호박죽 등) 간식인가?

15) 만성질환자에 대한 식사와 영양적 보충물을 처방에 따라 제공하는가?

5.2. 개인위생

1) 입소자의 침구류는 청결한가?

2) 침구는 필요할 때마다 교환할 수 있도록 확보되어 있는가?

3) 입소자의 의류는 청결한가?

4) 의류는 필요할 때마다 교환할 수 있도록 확보되어 있는가?

5) 상시 목욕하기에 충분한 여건이 마련되어 있는가?

6) 종사자가 입욕 서비스를 제공하는가?

7) 신체상황에 따른 다양한 목욕방법이 이루어지는가?

8) 와상환자를 위한 목욕기계가 이용되는가?

9) 주 2회 목욕을 실시하는가?

5.3. 기본간호

1) 기저귀는 24시간 적절하게 교환되는가?

2) 배뇨, 배변 기능에 따라 패드, 커버, 변기 등 다양한 서비스를 제공하는가?

3) 낮 시간에는 기저귀 사용보다 배변훈련에 치중하는가?

4) 수행된 환자간호는 충실히 기록되고 있는가?

5) 환자에게 처방된 약은 정확하게 투여되는가?

6) 환자에게 투여된 약은 정확하게 간호일지에 기록되어 있는가?

7) 환자의 상태에 따라 안정적이고 잘 정돈된 상태로 보살피는가?

8) 정기적인 치과의사의 진료를 통한 치아관리가 이루어지고 있는가?

9) 1일 2회 이상 양치질을 하도록 적극 유도하는가?

5.4. 건강증진

1) 연 1회 이상 건강검진(X-ray, 혈액검사, 당뇨검사 포함)이 시행되는가?

5.5. 응급간호

1) 예상치 못했던 응급환자 발생 시 즉시 조치가 이루어지는가?

2) 야간에도 기동력 및 당직자가 대처하는가?

3) 모든 응급상황은 기록으로 남기는가?

5.6. 치료적 간호

1) 의사(혹은 촉탁의사)는 주 2회 정기적인 방문을 하여 검진을 하는가?

2) 촉탁의가 필요 시에 신속한 도움을 주는가?

3) 진료기록이 잘 이루어지고 있는가?

5.7. 재활간호

1) 재활치료를 위한 프로그램(물리치료, 수지 혹은 발치료, 작업치료, ROM 훈련 등)이 운영
   되는가?

2) 입소자의 신체장애 정도에 따라 자조구, 보장구 등을 제공하는가?

3) 자원봉사자나 간병인에게 자조구, 보장구 사용에 대한 교육을 실시하는가?

4) 개인별 회복과 지지를 위한 훈련계획이 실시되는가?

5) 개인별 회복과 지지훈련에 대한 기록이 이루어지고 있는가?

6) 시간·절기 등을 기억하게 하는 ADL 훈련이 실시되고 있는가?

7) 숫자·돈 등 계산을 익히는 ADL 훈련이 실시되고 있는가?

8) 배변·보행을 위한 ADL 훈련이 실시되고 있는가?

9) 자신의 의류·물품을 관리하게 하는 ADL 훈련이 실시되고 있는가?

10) 직원 및 동료를 익히고 구분하는 ADL 훈련이 실시되고 있는가?

5.8. 욕창간호

1) 욕창 예방을 위한 보조구(매트리스)를 사용하는가?

2) 욕창 예방을 위해 최소한 하루 2회 이상 휠체어에 앉도록 하는가?

3) 2시간마다 1회 체위 변경을 시키는가?

5.9. 외상환자 간호

1) 입소자를 필요 이상으로 억제하지 않기 위해 간병인을 확보하는 등 노력을 하고 있는가?

2) 억제대 사용지침이 있고, 잘 지키고 있는가?

3) 환자관리를 위해 콜벨 설치가 되어 있는가?

5.10. 임종간호

1) 전문적인 호스피스교육을 받은 직원 또는 자원봉사자가 있는가?

2) 호스피스교육을 받은 직원은 교육내용을 실천하고 있는가?

5.11. 치매간호

1) 치매노인 예방을 위한 계획이 적절히 이루어지는가?

2) 치매노인 관리를 위한 프로그램이 있는가?

3) 치매 전문교육을 받은 전문 인력인 간호사나 복지사가 있는가?

4) 치매성 문제행동을 가진 대상자에 대한 치료 계획이 적절히 이루어지는가?

5) 전체 직원과 입소자들을 위한 학대방지와 치매성 행동 이해 관련교육을 실시하는가?

6) 사례별로 관찰하고 지지 프로그램을 실시한 기록이 있는가?

5.12. 중재 프로그램

1) 정기적으로 야외활동 프로그램을 운영하는가?

2) 여가 프로그램에 대한 주간 혹은 월간 계획표가 수행되고 있는가?

3) 여가 프로그램 운영일지가 기록되고 있는가?

4) 교양, 취미, 오락, 체육활동 등이 적절하게 실시되고 있는가?

6. 의사소통 차원

6.1. 상담
1) 담당 사회복지사가 입소자와 개별상담을 실시하는가?
2) 상담 파일이 있고 충실하게 기록되었는가?

6.2. 대화
1) 일상회화가 부족한 입소자에 대해 말 걸기를 시도하고 있는가?
2) 입소자가 이야기를 먼저 하도록 격려하고 있는가?
3) 일상회화가 어려운 입소자를 위한 특별 프로그램을 실시하고 있는가?
4) 직원과 입소자 간의 의사소통 향상을 위해 직원에게 대화방법에 대한 교육을 실시하고 있는가?
5) 대화에 대한 지침서가 있는가?
6) 전화나 편지를 자유롭게 이용하도록 직원이 도움을 제공하고 있는가?

6.3. 보고
1) 불편사항의 해결과정이 기록으로 남겨지는가?
2) 불편을 호소한 입소자에게 불편사항의 처리결과를 공식적으로 통보하는가?
3) 운영위원회 구성은 적절하게 이루어져 있는가?
    ① 입소자 대표
    ② 직원
    ③ 보호자
    ④ 전문가

6.4. 참여활동
1) 시설 입소자는 자신이 원하는 종교적 활동에 참여할 수 있도록 격려되고 있는가?
2) 시설 입소자는 자신이 원하는 치료 레크리에이션 활동에 참여할 수 있도록 격려되고 있는가?

7. 입소자 만족도 차원

7.1. 공급자 만족도
1) 시설장에 대해 만족하는가?
2) 직원에 대하여 만족하고 있는가?

7.2. 서비스 만족도
1) 영양서비스에 대하여 만족하는가?
2) 개인위생서비스에 대하여 만족하는가?
3) 세탁서비스에 대하여 만족하는가?
4) 간호서비스에 대하여 만족하는가?

7.3. 프로그램 만족도
1) 시설의 운영 프로그램에 대하여 만족하는가?

7.4. 시설 및 환경 만족도
1) 시설 설비의 편리성에 만족하고 있는가?
2) 시설의 청결상태에 만족하고 있는가?
3) 전반적인 시설생활에 만족하고 있는가?

제 3 장

노인요양시설의 평가

□ **환경 평가** : 양질의 서비스를 제공할 수 있는 기반을 갖추고 있는지 내 · 외적인 시설과 분위기를 평가하는 것

□ **직원 평가** : 노인요양시설의 인사조직관리가 체계적이고 합리적으로 구성되어 적합하게 관리되는가를 평가하는 것

□ **지역사회연계 평가** : 노인의 삶의 질을 향상시키기 위하여 자원을 얼마나 활용하고 있는 가를 평가하는 것

□ **분위기 평가** : 노인요양시설 입소자가 시설에서 누려야 할 생활상의 인간적인 권리가 가 정에서와 같이 보장되는지를 평가하는 것

□ **간호 평가** : 노인요양시설 입소자에게 양질의 간호서비스가 제공되는지를 평가하는 것

□ **의사소통 평가** : 노인요양시설에서 입소자의 삶의 질을 향상시키기 위해 개별 상담이나 활동 참여를 권장하는지를 평가하는 것

□ **입소자 만족도 평가** : 노인요양시설 입소자가 시설운영이나 서비스에 대하여 최대한 만족 하도록 관리하는지를 평가하는 것

3.1 노인요양시설의 평가와 방향성

1 평가의 필요성

우리나라보다 먼저 장기요양보험제도를 도입한 선진국들을 보면, 이 제도에서 가장 중점을 둔 부분은 노인요양시설의 질 관리였다. 우리나라의 경우에는 장기요양보험제도 도입 전까지의 노인요양시설은 주로 저소득층 노인들에 대한 주거시설의 일환으로 간주되어 운영되어 왔다. 그렇기 때문에 지금까지도 노인요양시설의 질적 수준이 장기요양 서비스의 욕구를 만족시켜 줄 수 있는가에 대해 많은 사회적 관심이 쏠리고 있다. 따라서 노인요양시설에 대한 질 관리의 평가를 모니터링하여 많은 요양시설들이 최소한 또는 적정한 수준까지 도달할 수 있도록 관리하는 것이 필수적인 항목이 되고 있다.

노인요양시설에서 입소자의 보호권, 수급권의 보장, 서비스 선택권 부여, 입소자를 고객에서 소비자로 보는 인식의 전환, 최저생활 보장에서 최적생활 보장 등 서비스의 질적 향상이 쟁점으로 부각되면서 제도적 장치 및 시설 자체의 변화가 요구되고 있다. 따라서 이러한 시대적 요구에 부응하는 시설에 대한 객관적인 평가의 도입이 불가피하게 되었다.

노인요양시설에 투입되는 보험료는 공공자금으로 공공성의 성격을 가지게 되며, 이에 대한 사용의 투명성을 확보하는 것은 필수적인 과정이다. 미국의 경우에도 1960년대부터 사회복지분야의 예산증가에 따라 공공자금을 적절하게 사용해야 하는 공공성의 책임을 강조해 왔으며, 실제로 엄격한 평가를 통하여 투명성을 확보하고 있다.

공공자금을 적절하게 사용해야 하는 책무성의 확인은 사업의 평가를 통해서 이루어지게 되는데, 우리나라에서도 '외부평가제도'가 다양한 사회복지분야에서 이미 시작되고 있다. 서울시가 1996년, 1997년 두 차례에 걸쳐 사회복지관 운영을 실적위주로 평가하여 운영비를 5등급으로 차등 지원하는 근거를 마련한 바 있다. 그 외에도 장애인복지관을 대상으로 하는 평가, 재가복지서비스를 포함한 종합사회복지관 등에 대한 평가가 진행 중이다.

노인요양시설의 평가는 장기적인 목적으로 첫째, 시설의 투명성과 서비스의 질 향상을 통한 시설 이용자와 국민의 복지수준 향상에 기여하는 것이며, 둘째, 평가결과를 반영한 예산집행의 효율성과 합리성을 유도하고 시설 운영의 선진화를 지원함으로써 노인요양시설의 상향평준화에 기여하는 것이며, 셋째, 노인요양시설의 정보를 대상자 및 일반국민에게 정확하게 제공하여 향후 노인장기요양보험제도의 시설 선택에 관한 기초 자료로 활용하는 것이다.

이를 달성하기 위한 평가의 단기적인 목적으로 첫째, 입소 및 이용시설에 대한 평가를 통하여 효율적이고 효과적인 노인요양시설의 운영기반을 정착시키고 시설 간 선의의 경쟁을 유도하며, 둘째, 시설 이용자의 인권이 보호되고 지역사회와의 긴밀한 연계 속에서 노인요양시설의 운영이 원만하게 이루어질 수 있는 기반을 마련하는 것이며, 셋째, 노인요양시설의 실태파악을 통하여 국가지원 수준에 대한 과학적인 근거자료를 제공하는 것이다.

2010년 8월 현재 장기요양기관 운영실태를 구체적으로 살펴보면, 장기요양시설의 수요와 영리적 관점에서 장기요양기관의 설립이 지역적으로 편중되어 있음을 볼 수 있다. 초기 비용이 많이 드는 입소요양시설은 입소 요구가 높은 도심 인근에는 높은 토지 구입비용 때문에 설치되지 못하고 도시 외곽으로 밀려나 지역사회와 단절된 시설도 생겨나게 되었다. 그러나 시설 설치가 비교적 용이한 방문요양시설은 제도의 시행 초기에 비해 급격히 늘어나 예상보다 117% 증가하여 설치된 것으로 나타났다. 대부분 개인 영리시설들이 늘어났으며, 입소자 유치를 위한 과다경쟁으로 시설 수급정책의 패도수정이 필요하게 되었다.

이에 대한 정부의 개선방안으로는 장기요양 평가를 통한 인센티브 부여 등 장기요양기관의 질 관리 방안이 제시되고 있다. 그동안 많이 지적되었던 장기요양인력의 수급에 대해서는 교육과정 개선, 장기요양기관의 근로계약서 체결 의무화 등의 개선책이 제시되었으며, 지속적으로 정부의 적절한 규제와 개입이 함께 이루어지고 있다. 무엇보다도 노인 돌봄을 담당하고 있는 장기요양 서비스에 대한 가치를 재평가하고 평가절하되어 있는 사회적 인식을 바로잡기 위한 대안이 필요하다.

② 노인요양시설 평가의 기본개념

(1) 노인요양시설의 평가원칙

노인요양시설이 운영원칙에 따라 운영될 때, 입소노인들의 인간다운 삶이 보장된다고 할 수 있다. 요양시설의 평가는 시설운영의 효율성 도모, 복지의 행정적 측면의 효과성 도모, 노인복지의 투명성과 책임성 확인 등 평가에 대한 필요성을 잘 실현하고 있는지를 점검하는 데 중점을 두어야 한다. 평가의 4원칙은 다음과 같다.

① 효과성의 원칙

노인요양시설에서 제공하는 각종 프로그램 서비스와 행정지원 서비스를 위해 투입된 모든 노력들이 서비스의 단기적이고 직접적인 목표를 어느 정도 달성하였는가를 평가하는 것이다.

② 효율성의 원칙

노인요양시설에 거주하는 노인에 대한 서비스 목표달성을 위해 투입된 서비스에 대해 얼마의 비용을 투자했는가에 대한 평가이다. 서비스에 투입된 비용과 산출된 서비스의 양을 서로 비교하여 효율적으로 운영되었는지를 평가한다.

③ 투명성의 원칙

노인요양시설의 운영에서 회계, 인사, 서비스 제공 업무 등의 진행과 결과를 이해하기 쉽게 장부 및 문서로 정리가 잘 되어 있는지에 대한 평가이다. 노인요양시설 운영의 투명성을 확인하는 것이다.

④ 책임성의 원칙

노인요양시설의 운영은 정부의 지원에 의해서 운영되므로 지원금 사용에 대한 책임성을 보여주어야 한다. 이러한 책임성은 시설운영의 개선 및 서비스의 질 제고를 유도하는 수단으로서 작용해야 하며, 적절한 평가를 통하여 시설운영의 문제점을 개선하고 입소노인에 대한 서비스의 질을 향상시키는 요인이 되어야 한다.

(2) 서비스 수혜자 측면의 평가

서비스 수혜자의 측면에서 서비스 평가의 기준은 자기결정, 잔존능력의 활용, 서비스의 계속성이라는 3가지 기본이념에서 구성되어야 한다.

① 자기결정

시설이용자는 선택 가능한 서비스의 내용을 사전에 알고, 스스로의 결정에 의해 개시된 서비스를 평가할 권리를 갖는다. 단, 이용자가 스스로 결정할 수 없는 경우에는, 개인을 존중한 개별관리가 가족 또는 제 3자에 의해 선택된다.

② 잔존능력의 활용

서비스는 이용자의 잔존능력에 착안하여 자립을 원조하거나 촉진할 목적으로 제공된다. 이용자는 한번 상실한 능력을 회복하기 위해 재활에 힘씀과 동시에, 잔존능력을 유지 · 개발하여 일상생활에 활용하게 된다.

③ 서비스의 계속성

서비스 제공에 있어서 이용자의 생활을 제한하는 것은 최소한으로 하고, 가정적 분위기를 중시해야 한다. 또한 적절한 서비스의 가능성을 항상 검토하여 시설 서비스와 재가 서비스의 연계를 비롯하여 보건 · 의료 · 복지의 통합을 적극적으로 모색해야 한다. 모든 서비스는 이용자의 생활의 계속성을 중시해야 한다.

(3) 서비스 평가영역

① 시설 및 환경

보편적으로 노인요양시설 평가영역은 입소노인에게 양질의 서비스를 제공하기 위한 기반이 마련되어 있는가를 평가하기 위하여 시설과 환경을 중요한 평가영역으로 설정한다.

② 조직운영 및 인사관리

　노인복지의 기본이 되는 조직관리와 운영관리가 체계적이고 합리적으로 구성되어 투명하고 적합하게 관리가 되고 있는지를 평가하기 위한 영역이다.

③ 서비스의 질

　장기요양 서비스 제공의 실태를 파악하는 영역이다.

④ 지역사회와의 관계

　장기요양 서비스의 수준을 제고하기 위해 지역사회와 얼마나 밀접한 관계를 형성하고 있는가를 살펴보는 영역이다.

⑤ 만족도

　입소노인과 직원의 만족도를 알아보는 영역이다.

③ 서비스 평가의 종류

　서비스 평가과정은 서비스 실시 후의 과정·효과·효율을 서비스 이용자와 그 관계자·지역주민·자원 제공자 등에게 보고하게 되고, 서비스를 개선하는 지표로 활용하게 된다. 서비스 평가는 서비스 실시 차원에 비추어 투입자원, 과정, 효과, 효율에 대한 평가의 4종류로 나누어진다.

(1) 투입자원의 평가

　투입된 인적·물적 자원 및 서비스 등 구체적 형태를 띤 서비스 활동의 양을 평가하게 된다. 보다 구체적으로는 예산, 건물, 설비, 직원의 종류와 수, 직원의 배치, 소비된 노동시간, 서비스 제공횟수 등이 평가에 포함된다.

(2) 과정의 평가

　효과를 직접 평가하기 곤란한 경우, 효과를 평가하는 것 자체가 적절하지 않은 경우, 장애자의 능력발달과 생활개선 등을 위해 비인간적인 방법이 동원되었을 경우, 그리고 최종평가가 아니라 중간단계를 평가할 필요가 있을 경우에 활용하게 된다. 과정평가의 구체적인 예로는 일본의 특별 양호노인홈 서비스 평가방법과 특별 양호노인홈·노인보건시설 서비스 평가사업 등을 들 수 있다.

(3) 효과평가

서비스 목표로 설정된 욕구의 충족이나 문제해결이 어느 정도 실현되었는가, 또는 서비스 실시 결과로 서비스 이용자 본인이나 가족에게 어떠한 결과물이나 편의를 제공했는가가 평가의 대상이 된다.

(4) 효율평가

목표로 지향하고 있는 효과를 명확히 설정한 뒤 같은 효과가 있을 수 있는 여러 서비스 중에서 투입자원이 가장 적은 것을 선택하는 것이 중요하다. 효율평가의 대표적인 방법으로는 비용분석과 효과분석이 활용된다.

일본의 경우, 노인복지 관련 비용항목지표에 사회 서비스의 비용, 국민 보건 서비스 비용, 민간 노인홈 입소개호 비용, 보건사회보장성의 비용, 고령자 자신의 비용, 비공식적 개호자 비용이 포함되어 효율평가가 이루어지고 있다.

3.2 노인요양시설 평가제도

1 평가제도의 도입과정

(1) 사회복지시설 평가

우리나라의 사회복지시설에 대한 평가는 1990년도 중반까지는 거의 이루어지지 않았다고 볼 수 있다. 1998년 사회복지사업법의 개정이 이루어지면서 모든 사회복지시설은 3년마다 최소 1회 이상 평가받도록 법제화되었다. 처음 시작 당시에는 의무조항이 아니었으나, 2000년대 들어서 3차례의 시설 평가가 실시되었다.

1998년에 개정된 사회복지사업법에 따라 보건복지부장관이나 시·도지사가 3년마다 1회 이상 사회복지시설을 정기적으로 평가할 수 있으며, 이를 시설의 감독 또는 지원 등에 반영할 수 있도록 규정하고 있다. 이는 1998년 당시 IMF 사태와 더불어 국가경제 위기상황 속에서 사회복지시설 운영개선의 필요성이 부각되었기 때문이다. 또한 시설의 평가를 통하여 시설 운영의 합리화와 운영자금의 투명화, 서비스의 질 향상과 사회복지 전달체계의 활성화를 도모하고 사회복지재원의 효율적인 사용을 유도해야 할 당위성이 제기되었기 때문이기도 하였다. 평가기준은 입소정원의 적정성, 종사자의 전문성, 사회복지 시설의 환경, 시설생활자에 대한 서비스의 만족도, 기타 시설의 운영개선에 필요한 사항으로 설정하고 있다.

1999년부터 정신요양시설과 장애인복지관에 대한 평가가 시작되었는데, 1999년부터 2003년도까지는 한국보건사회연구원이 주관하였으며, 2004년도 이후에는 한국사회복지협의회가 평가지표의 개발과 평가업무를 시행해오고 있다. 한국사회복지협의회의 위탁업무로 진행된 사회복지시설 평가는 한국사회복지협의회 부설로 설치된 '사회복지시설평가단'에서 한국사회복지협의회장을 단장으로 하여 책임연구원을 중심으로 한 연구팀을 구성하고 한국사회복지협의회 사회복지연구원 소속 직원이 행정팀을 구성하여 평가업무를 수행하였다

1999년에는 생활시설을 중심으로 아동, 노인, 여성, 장애인, 부랑인, 정신요양시설을 대상으로 사회복지시설 평가지표가 개발되었으며, 이 평가지표를 활용하여 2000년에 설립된 지 3년 이상의 시설을 대상으로 전면적인 평가가 실시되었다. 1차 평가기간인 1999년부터 2001년까지의 평가는 평가지표 개발업무가 중심사업으로 이루어졌으며, 2차 평가기간인 2002년부터 2004년까지의 평가는 일부 종별시설 평가지표 개발과 더불어 기존에 개발된 평가지표를 보다 현실화하는 데 초점이 맞추어졌다. 3차 평가기간은 2005년부터 2007년까지로 1차, 2차 평가과정을 통해 나타난 평가 전반의 사항을 점검하고 향후 평가체계의 방향성을 제

고하는 데 초점을 맞추었다(김통원 외, 2005).

(2) 노인장기요양보험 실시 이전의 노인요양시설 평가

사회복지시설 평가가 시작된 1999년도에는 노인요양시설이 법적으로 정신요양시설에 포함되었던 시기였으며, 2000년도부터 노인요양시설과 노인양로시설로 분류되어 시설 평가가 실시되었다.

2001년 12월까지 1차로 장애인, 아동, 노인양로시설 463개소에 대해 평가가 완료되었고, 그동안의 평가제도의 문제점을 분석하고 보완하여 2002년 4월 제2차 평가를 실시하였다. 2차 평가기간 동안에는 노인복지(회)관과 노인복지시설이 평가에 포함되었으며, 3차 평가기간 동안에는 노인복지(회)관 평가지표가 개발되었다.

노인장기요양보험제도의 실시 이전에는 모든 노인 관련시설들이 실비 혹은 무료시설에 해당하였으며, 이러한 시설에 대한 평가는 사회복지시설의 평가제도 속에 포함되었다. 그 당시 무료 혹은 실비요양시설에 대한 평가들을 개발하고 수행하였으나, 유료시설에 대해서는 평가의 틀이 아직 개발되지 않았으며, 시설에 대한 평가도 시행되지 않았다.

2004년도에 개발된 평가지표는 28개의 관련 구성요소와 109개의 평가지표로 구성되어 있다. 개정 전의 노인요양시설 분류에 의하여 양로시설과 실비양로시설에 해당되는 지표가 105개, 요양시설과 실비요양시설에 해당되는 지표가 107개, 전문요양시설에 해당되는 지표가 92개였다. 평가지표는 크게 5개의 평가 차원으로 구성되었다.

① 시설 및 환경 차원

시설 접근성 및 외관, 내부 상태, 설비, 위생관리 등이 포함되었다.

② 조직운영 및 인사관리 차원

운영일반, 재무관리, 정보관리, 인력관리, 종사자 만족도 등이 포함되었다.

③ 서비스의 질 차원

식사, 영양, 의류, 침구, 입욕 및 배설, 여가, 외출·외박에 대한 원조, 간병 및 보건의료, 재활, 와상환자 및 치매, 사회 서비스, 호스피스와 장례

등이 포함되었다.

④ 지역사회관계 차원

지역사회주민의 참여, 입소자의 지역사회 참여, 홍보, 연계망 등이 포함되었다.

⑤ 입소노인의 만족도 차원

직원에 대한 만족도, 서비스에 대한 만족도, 시설에 대한 만족도 등이 구성요소로 포함되었다.

(3) 노인장기요양보험제도 실시 이후의 노인요양시설 평가

2008년 노인장기요양보험제도의 실시로 인하여 노인요양시설에 대한 평가기준이 수정·보완되었다. 2009년에 76개 항목의 노인복지시설의 평가기준이 개발되었고, 시설 및 환경, 재정 및 조직의 운영, 인적자원관리, 프로그램 및 서비스 평가, 생활인의 권리 평가, 지역사회 연계 등의 6개 분야로 분류되었다.

2009년도 평가에서는 양로시설과 요양시설의 평가를 달리 하였다. 양로시설(주거시설)은 이전과 같이 평가를 실시했으나, 노인요양시설은 국민보험공단에서 9월부터 11월에 걸쳐 평가를 실시하였다.

장기요양기관 평가제도가 도입되면서 노인요양시설 평가와 재가시설(주야간, 방문요양, 방문목욕, 방문간호) 평가지침이 만들어졌고, 2009년에는 입소시설인 장기요양기관을 우선적으로 평가하였으며, 2010년 후반기에 재가요양기관 평가를 실시할 예정이다.

② 장기요양기관의 평가

국민건강보험공단은 장기요양기관 평가를 위하여 2006년부터 평가지표개발을 실시하였으며, 2008년 7월에는 1차, 2009년 4월에 2차 모의평가를 실시하였다. 또한 2009년에 정기평가를 위한 '장기요양기관 평가관리 시행세칙'이 만들어졌다.

| 표 3-1 | 2009년 국민건강보험공단 요양시설 평가지표의 분류

대분류	중분류
기관운영	기관관리, 인적자원관리, 정보관리, 질 관리
환경 및 안전	위생 및 감염관리, 시설 및 설비관리, 안전관리
권리 및 책임	수급자 권리, 기관책임
급여제공 과정	급여개시, 급여계획, 급여제공
급여제공 결과	만족도 평가, 수급자 상태

　동 시기에 대분류(5개), 중분류(14개), 소분류(41개)로 분류된 총 106개 문항의 장기요양기관 평가 메뉴얼이 개발되었다(부록 1 참고). 장기요양기관 평가 메뉴얼은 평가자 및 장기요양기관에 평가에 필요한 정보를 제공하고, 평가자별 평가지표 적용에 대한 편차를 최소화하기 위하여 구체적인 평가요령을 제시함으로써 평가의 전문성과 객관성을 확보하고자 하는 것이다. 평가 메뉴얼은 각 평가지표의 평가방향·방법·세부영역, 평가의 근거 및 자료, 평가문항 척도로 구성되어 있다.

　2009년 7월에 국민건강보험공단에서 각 시설에 장기요양기관 평가 매뉴얼을 배부하였고, 평가 첫해에는 의무평가가 아닌 평가를 요청한 시설들에 대하여 평가를 실시하였다. 입소시설의 경우, 106개 평가문항의 점수는 128점 만점이며, 가중치 100점을 추가하여 평가되었다. 평가방식은 평가자(국민건강보험공단 심사단)가 준비된 평가자료를 확인하고, 문서만으로 확인이 불가능한 자료에 대해서는 기관의 내외부를 직접 관찰하는 과정을 거쳤다.

　'기관운영'이나 '환경 및 안전'은 시설의 조직, 운영의 투명성, 건축(안전바, 미끄럼 방지시설, 기저귀 교체 시 수치심을 느끼지 않을 수 있는 스크린 사용 등)과 관련된 내용이고, '권리 및 책임'은 입소노인들의 권리보호 차원(입소 시 요구사항이 잘 수렴되는지, 억제대 사용 시 동의서 등)의 내용이다.

　'급여제공 과정'은 간호팀과 요양보호사들이 직접 제공하는 서비스 부분으로 가장 배점이 높은 분야이다. 세부내용은 간호사의 대상자에 대한 간호계획, 수행, 평가, 기록을 포함하는데, 목욕제공, 식사의 종류, 식사하는 장소, 배설현황

대분류	입소시설		재가시설									
			방문요양		방문목욕		방문간호		주·야간보호		단기보호	
	문항	가중치	문항	가중치	문항	가중치	문항	가중치	문항	가중치	문항	가중치
계	106	100	56	100	56	100	60	100	92	100	98	100
기관운영	17	18	17	32	17	32	17	30	16	20	16	18
환경 및 안전	26	23	6	9	9	13	7	11	23	23	25	25
권리 및 책임	15	13	11	17	12	19	11	16	13	13	15	14
급여제공 과정	43	38	21	39	17	33	24	40	39	42	41	41
급여제공 결과	5	8	1	3	1	3	1	3	1	2	1	2

출처 : 〈2009년도 장기요양기관 평가계획〉, 국민건강보험공단.

파악여부, 기저귀 교환시기, 유치도뇨관 관리와 욕창예방 및 관리, 의사진료, 치매예방프로그램, 치매수급자 환경조성, 투약기록 및 약품 점검, 응급상황 시 연계 의료기관과의 협약서 등이 포함된다.

'급여제공 결과'는 직원들이 입소자들을 대상으로 만족도 검사 설문지를 이용하여 직접 설문한 자료를 준비하고, 수급자 상태는 입소 시 1등급 받은 사람이 2등급이 되면 등급호전(좋은 간호로 인해 건강이 좋아짐)으로 보고 좋은 점수를 받도록 되어있다.

3.3 노인요양시설 평가의 실제

노인요양시설의 정기평가는 2009년 9월부터 11월까

지 실시되었다. 그러나 요양기관이 평가를 지원해야 국민건강보험공단 실사단이 평가할 수 있기 때문에 평가를 원치 않는 요양기관의 서비스 수준은 여전히 알 수 없는 상태이다. 2009년 7월, 입소시설 1,664개 기관을 대상으로 평가신청을 받은 결과 1, 227개 기관이 평가신청을 하였고 이중 1,194개 기관이 최종적으로 평가를 받았다. 보건복지가족부는 2011년 이후, 평가의무화 전환을 검토하겠다는 입장이다. 따라서 실제 앞으로 3~5년간은 평가의 의미보다 표준화된 시설로 유도하는 방향이 중요할 것으로 보이며, 무엇보다도 서비스 질에 대한 소비자의 합의된 의견 반영이 중요하다고 본다. 여기서는 처음 실시된 평가제도의 시행과정과 결과에서 나타난 내용들을 다루어보고자 한다.

1 평가결과에 따른 인센티브 부여

노인요양시설의 평가결과는 타시설 평가결과의 활용방안과 같이 부정적인 인센티브 보다는 긍정적인 인센티브를 제공하는 결과로서 활용되어야 한다. 시설의 평가결과 우수시설(상위 5~10%)에 대해서는 요양급여의 3~5%(500만~3,600만원)의 인센티브를 부여하고 우수사례 발표 등이 제안되었다. 미흡한 시설(하위 25%)은 지속적인 지도, 감독을 통한 집중관리를 하기로 하였다. 이와 같이 노인요양시설의 평가는 노인요양시설의 현재의 상황을 파악하고 높은 서비스를 제공하여 긍정적인 발전의 기회를 갖도록 하는 데 목적이 있다. 노인요양시설에 대한 평가는 양질의 장기요양 서비스를 제공하게 되는 계기가 된다.

이번 평가에서는 규모(30인 이상, 10인 이상~30인 미만, 10인 미만)에 따라 상위 10%의 우수기관에 대하여 장기요양 급여비용을 가산 지급할 예정이다. 그러나 인센티브는 있지만 페널티가 없다는 점이 문제로 지적되고 있다. 즉, 평가결과 직원의 자격요건이 제대로 갖춰지지 않거나, 서비스 개선 노력을 게을리 한 기관이 나오더라도 제재를 가할 수 없게 되어 있다. 당장 제재를 가하면 열악한 장기요양기관은 경제적으로 타격을 입을 수 있으므로 서비스 질을 향상시킬 유예기간을 줄 필요가 있다는 점에서 인센티브 방식으로 평가가 진행되었지만 앞으로는 평가가 좋지 못한 시설은 자연 퇴출 될 수밖에 없는 감산방식이 도입될 예정이다.

② 평가항목

2009년 장기요양시설에 대한 평가항목은 기존 사회복지시설의 평가나 노인요양시설의 행정적 또는 구조적 측면의 평가에 중점을 두고 있다. 앞으로는 구체적인 요양시설의 목표나 입소자의 삶의 질을 고려한 평가를 통해 바람직한 요양시설의 방향을 구체화할 필요가 있음이 지적되고 있다.

장기요양기관과 장기요양인력의 질적 측면에서도 평가가 필요하다. 정부는 단시간에 장기요양 인프라를 구축하기 위해 장기요양기관과 장기요양인력의 공급을 시장기능에 맡겨버렸다. 시장경쟁을 통해서 질 높은 장기요양 서비스가 개발될 것을 기대했으나 기대와는 다른 결과로 나타나고 있다. 단 시간에 시설과 인력 인프라가 구축되기는 하였으나, 시설 간 과다경쟁으로 장기요양 서비스의 질이 하락되었다.

평가에 사용된 평가지표들이 요양시설의 목표나 요양시설 입소자의 삶의 질을 충분히 고려할 수 있는가 하는 부분도 고려해야 한다. 현 평가항목은 최소한의 기준마련이라는 성격을 가지고 있으며, 따라서 향후 평가영역 구성에는 요양시설의 방향성을 고려한 평가지표 개발이 이루어져야 한다. 요양시설의 목표가 뚜렷하지 않은 우리나라의 경우는 현재 '가족의 부양부담 감소'에만 초점을 두고 있는 경향이 뚜렷하다. 서비스 제공자의 다양한 목표달성 노력이 어느 정도 있음에도 불구하고 사회적 이미지는 부양부담 감소에 있다. 따라서 노인요양시설이 장기적 입소 또는 삶의 마지막 장소라는 이미지를 벗어나는 것이 필요하다.

③ 평가효과

1990년대 우리나라의 사회복지시설은 미신고 시설이 65%에 달했으며, 이러한 미신고 시설에서의 편법 운영사례가 많았다. 특히 시설 종사자의 전문성 확보 등에서 많은 문제를 노출하고 있었으나 이를 개선할 방법이 없었다. 2003년 이후 사회복지학을 전공한 인력들이 증가하면서 전문종사자 관리의 문제가 개선되는 듯하였으나, 학교에서 학습한 전문적인 교육내용과 현장 실무의 극심한 격차로 많은 전문인력들이 사회복지시설을 떠나는 결과를 초래하고 말았다.

그러나 시설에 대한 체계적인 평가가 이루어지면서 전문직종에 맞추어 직원을 채용하게 되었고, 시설의 서비스를 고려하여 프로그램을 계획하고 실행하는 것이 가능하게 되면서 시설의 질(프로그램 개발, 지역사회 연계, 전문직종의 채용, 가족 관계 고리 청산, 직원의 인력보강 등)은 향상되었다.

노인요양시설 평가결과 시설 전체가 전반적으로 수준이 낮은 영역과 높은 영역이 있으며, 동일한 영역 내에서도 하위영역별로 시설이 개선·발전해야 할 부분이 드러나게 될 것이다. 이러한 결과를 활용하여 시설의 질적 수준향상을 위한 노력이 필요하며 입소노인 개개인에 대한 세심한 보호와 인권의 존중을 위한 노력이 필요할 것이다. 이와 더불어 지역사회 내에서 함께 공존하는 시설로 발전하기 위해서는 모든 국민들이 시설에 대한 부정적인 인식을 버리고 지역사회 내의 개방된 시설로 인식하는 적극적인 관심과 협조가 필요하다.

4 장기요양 급여비용의 차등 지급

국민건강보험공단은 장기요양 급여비용 산정기준 등에 관한 세부사항 공고를 통해서 장기요양 급여심사위원회가 '장기요양 급여비용 산정기준 등에 관한 세부사항'을 심의·의결함에 따라 동 내용을 공단 장기요양 홈페이지에 2009년 9월 15일 공고하고 2009년 10월 1일 급여 제공분부터 적용해오고 있다. 세부사항에 따르면, 2009년 10월 1일부터 노인요양시설이 간호사, 물리치료사 등 인력을 추가로 배치하는 경우에는 급여비용(수가)을 3~10% 가산하고 장기요양기관이 수급자에게 질 높은 서비스를 제공하여 수급자의 상태가 호전(등급 하향)된 경우에는 1회당 50만원의 '등급개선장려금'을 지급받을 수 있게 된다. 반면에 정원 및 인력 배치기준을 위반하여 운영하거나 배상책임보험에 가입하지 않은 기관에 대해서는 급여비용을 5~30% 감산하게 된다. 이와 같이 급여비용 가감산제도가 시행됨에 따라 장기요양기관은 2009년 10월 급여 제공분부터 급여비용을 청구하기 전에 입소자 보호 및 종사자 근무현황 등의 자료를 공단에 제출하여야 한다.

급여비용 차등지급의 목적은 서비스 질 보장을 위해 장기요양기관의 시설·인력기준 준수를 유도하는 한편, 전문인력 등을 추가 배치하여 서비스의 질 향상에 힘쓰는 기관에 대해 인센티브를 제공함으로써 서비스 수준을 전반적으로 향상시키는 데 있다.

위의 내용으로 인력배치가 요양시설의 질적 기준을 정하는 데 중요한 역할을 하며, 노인요양시설에서 전문인력의 배치 여부가 대상자가 받는 서비스의 수준에도 많은 영향을 주는 것으로 파악되고 있다.

그러나 인력배치의 기준을 단순히 직원의 수를 기준으로 하는 계량적인 방법과 더불어 직원의 근무기간 등에 대한 가산점을 주어 직원 업무능력의 질적 향상을 위한 방법의 도입이 필요하다고 본다. 노인을 모시는 요양시설에서 직원이 자주 바뀌게 되면 제공되는 서비스의 질적 수준이 좋아지지 못한다는 점도 반영되어야 할 것이다. 평가의 객관성을 높이기 위해서는 서술되어야 하는 평가항목보다는 정량화된 항목 위주로 평가하는 것이 좀더 쉽고 논란의 여지를 없앨 수 있다는 점에는 동감하지만, 단순히 잠깐 머물렀다가 떠나는 시설이 아닌 입소노인들의 일생생활이 이루어지는 주거시설인 점을 감안한다면 정량화된 항목만을 가지고 평가하는 것은 무리가 있을 수 있다.

5 평가과정

실제 평가를 받는 현장에서 평가요원의 전문성 결여가 지적되고 있다. 장기요양 서비스 평가지표에 맞추어 많은 자료를 준비하는 과정에서 전혀 실제 현장을 고려하지 못하는 부분이 있을 수 있다. 뿐만 아니라 평가를 위한 인력부족 등의 문제도 여전히 제기되고 있다. 주로 기본 간호 및 노인 간호와 관련된 평가부분에서는 표준화된 평가서식이 없으며, 각 기관 별로 나름의 서류를 준비하고 체크하는 방식을 취하고 있어서 평가서류를 준비하는 데 시간이 많이 소요된다.

간호기록지 같은 경우, 병원시스템을 이용하고 있고 시설의 상황에 따라 약간 변형하였는데, 간호와 관련된 많은 부분들을 간호업무와 관련이 없는 사회복지사들이 서식을 만들고 평가기준을 따르도록 하고 있어서 평가의 타당성에 의문이 제기된다. 예를 들어 급여제공을 통폐합 관리하는 것에 높은 점수를 배정하여 매달 팀별(이른바 간호팀, 관리팀, 물리치료팀)로 기록지를 정리하도록 하고 있는데, 이러한 평가과정은 시설의 입소노인에 대한 간호기록지와 연계성을 갖는 데 어려움을 주고 있다. 타당성 있는 평가를 위해서는 노인간호에 전문성이 있는 평가자들의 참여가 필요하다.

6 기준위반 시설에 대한 조치

보건복지가족부는 노인장기요양보험 도입 후 1차 장기요양기관 현지조사(2008. 8. 28∼9. 11)를 통해 보험급여비를 부당청구하거나 시설인력기준을 위반한 25개 장기요양기관 및 재가장기요양기관을 적발하여 지정취소 등의 조치를 취하였다.

| 표 3-3 | 위반 유형과 급여기관의 종류

위반 유형	급여기관의 종류
부당청구 (24개소)	방문요양 11개소, 방문목욕 9개소, 방문간호 2개소, 주·야간보호 2개소
인력기준 위반 (1개소)	노인요양시설 1개소

급여종류별 부당청구의 비중을 보면, 전체 부당금액 중 방문요양기관의 부당청구액이 54.9%로 가장 많고, 방문목욕기관이 37.8%, 주·야간보호기관이

| 표 3-4 | 부당유형별 상세내용

유형별	부당유형별 상세내용	
무자격자 청구	• 요양보호사의 자격증이 없는 무자격자가 방문요양 서비스를 제공하고 기록지에는 실제 서비스를 제공하지 않은 요양보호사 이름을 기재 청구	
서비스 시간 증량청구	• 방문요양 및 방문간호 실제 서비스 제공시간보다 증량청구 • 주·야간보호 실제 서비스 시간보다 증량청구 • 방문요양 서비스 1일 1회 제공 후 1일 2회 청구	
서비스 일수 증일청구	• 실제 방문요양, 방문목욕 서비스를 제공하지 않은 날에도 서비스를 제공한 것으로 급여제공기록지에 서비스 내역을 허위기재하고 산정청구	
급여기준 위반청구	급여기준	위반사례
	• 2인 이상의 요양보호사가 방문목욕 제공	• 1인의 요양보호사 또는 1인의 요양보호사와 무자격자(사회복지사, 운전원, 군인)가 방문목욕 제공 후 산정청구
	• 2가지 이상의 재가급여 동시 산정 불가	• 2가지 재가급여(방문요양, 방문목욕, 방문간호) 중복 수가청구
	• 2인 이상의 요양보호사가 욕조를 이용한 전신목욕 제공	• 2인의 요양보호사가 욕조를 이용한 전신목욕을 실시하지 않고 방문목욕 수가청구

5.3%, 방문간호기관이 2%의 비중을 차지하였다. 또한 부당청구의 유형을 보면, 급여기준 위반청구가 69.2%, 무자격자 청구가 21.3%, 서비스 시간 증량청구가 6.3%, 서비스 일수 증일청구가 3.2%로 나타났다.

정부는 매월 현지조사를 실시하고, 국민건강보험공단의 조사인력도 현재 20명에서 200여 명 수준으로 대폭 확대(시·군·구별 1명 이상 배치)하여, 불법행위를 적발할 계획이다. 특히, 치매환자를 거부하는 등 요양시설 입소 거부행위는 검찰에 고발하고(벌칙 : 2년 이하 징역 또는 1천만 원 이하 벌금) 장기요양기관 지정을 취소하며, 재가 서비스의 경우, 본인부담금을 면제해 주거나 금품 등을 제공하여 대상자를 유인 알선하는 행위에 대해서는 벌칙과 더불어 장기요양기관 지정을 취소하도록 할 예정이다. 또한, 불법행위 기관에 대해서는 언론 및 인터넷에 공개하도록 할 계획이다.

요약

사회복지시설에 대한 평가는 정신요양시설과 장애인복지관에 대한 평가를 시작으로 1999년부터 2003년도까지 한국보건사회연구원이 연구용역사업으로 시행하였다. 사회복지시설 평가의 단기적인 목적은 효율적이고 효과적인 사회복지시설의 운영기반을 정착시키고, 시설 이용자의 인권이 보호되고 지역사회와의 긴밀한 연계 속에서 사회복지시설의 운영이 이루어질 수 있는 기반을 마련하며, 사회복지시설의 실태파악을 통하여 국가 지원 수준에 대한 과학적인 근거자료를 제공하기 위함이었다.

사회복지시설 평가의 시행절차는 사회복지시설 평가단 구성, 평가지표 마련, 평가 대상 시설 및 현장평가위원 확정, 인터넷 지표공개, 평가지표 설명회, 평가팀 구성 및 교육, 현장평가 실시, 결과분석, 확인 평가 실시, 이의신청 처리, 등급통지서 발송, 보고서 작성 순으로 이루어진다.

노인요양시설의 평가는 2009년도에 실시한 장기요양기관 평가를 기점으로 노인요양시설의 질 관리제도가 정착되어 갈 것으로 예상된다. 그러나 평가항목의 개발과정과 실제 평가시행 과정에서 많은 부분이 수정·보완되어야 한다고 지적되고 있으며, 지속적으로 장기요양보험제도의 발전을 위한 평가제도의 개선이 이루어져야 할 것이다.

참 | 고 | 문 | 헌

김찬우, 「노인장기요양제도 1년 평가와 서울시·경기도의 역할」, 『서울도시연구』 제
　　10권 제33호, 37~51쪽, 2009.

김통원·한익희·이찬숙, 「사회복지기관의 제3기 평가체계 구축방안」, 『한국지역사
　　회복지학』 제16집, 141~155쪽, 2005.

김형모, 「장애인복지관 평가의 향후과제」, 『임상사회사업연구』 제3권 3호, 47~67쪽,
　　2006.

김효신, 「유료노인요양시설의 서비스 수준 및 관련요인」, 『노인복지연구』 여름호, 통
　　권 44호, 373~392쪽, 2009.

송효주·최상헌, 『노인 특성을 고려한 노인요양시설 치유환경평가에 관한 연구』, 31~
　　39쪽, 2009.

이지아, 「한국형 노인요양시설 질 관찰평가도구의 타당도와 신뢰도분석」, 『대한간호
　　학회지』 38권 3호, 474~482쪽, 2008.

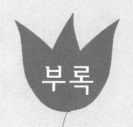

부록

국민건강보험공단 「장기요양기관 평가관리 시행세칙」 :
30인 이상 입소시설 평가조사표(2009.9)

1. 기관운영
2. 환경 및 안전
3. 권리 및 책임
4. 급여제공 과정
5. 급여제공 결과

국민건강보험공단 「장기요양기관 평가관리 시행세칙」 :
방문간호 평가조사표(2009.9)

1. 기관운영
2. 환경 및 안전
3. 권리 및 책임
4. 급여제공 과정
5. 급여제공 결과

국민건강보험공단 「장기요양기관 평가관리 시행세칙」 : 30인 이상 입소시설 평가조사표(2009.9)

1. 기관운영

1.1. 기관관리 - 운영원칙 및 체계

1. 운영규정

   기관의 운영규정을 마련하여 공개된 장소에 비치하고 있는가?

2. 책임규정

   직원의 업무범위와 책임소재를 정하여 자격요건에 맞는 업무수행을 하는가?

3. 운영계획

   연도별 사업계획 및 예산을 수립하는가?

   1) 사업계획

   2) 예산수립

4. 직원회의

   기관운영에 대하여 직원과 정기적인 회의를 하는가?

   1) 회의계획

   2) 회의실시

5. 운영위원회

   운영위원회를 정기적으로 개최하는가?

   1) 실시계획

   2) 운영위원회 실시

1.2. 인적자원관리 − 인력운영

6. 법적인력기준(30인 이상)

　법적인력기준을 준수하는가?

　1) 시설장

　2) 사무국장

　3) 사회복지사

　4) 간호(조무)사

　5) 물리치료사 또는 작업치료사

　6) 요양보호사

　7) 영양사

1.2. 인적자원관리 − 직원의 후생복지

7. 4대보험−건강보험, 국민연금, 고용보험, 산재보험에 가입되어 있는가?

8. 건강검진−직원의 건강관리를 위한 정기검진을 실시하는가?

9. 근로계약−직원과 근로계약을 체결하는가?

10. 휴가보장−직원의 휴가규정에 따라 휴가를 실시하고 있는가?

　1) 휴가규정

　2) 휴가실시

1.2. 인적자원관리 − 직원교육

11. 신규직원교육

　직원교육계획에 따라 신규직원교육을 실시하는가?

　1) 신규직원 교육계획

　2) 신규직원 교육실시

12. 직무교육

　연간계획에 따라 직무교육을 실시하는가?

　1) 직무교육계획

　2) 직무교육실시

13. 수급자 관리교육

    직원에게 수급자 관리교육을 연1회 이상 실시하는가?

    1) 호스피스교육

    2) 치매교육

    3) 욕창교육

    4) 응급처치교육

    5) 낙상예방교육

14. 노인학대 예방교육

    직원에게 노인학대 예방교육을 연1회 이상 실시하는가?

1.3. 정보관리 – 개인정보보호

15. 개인정보보호

    개인정보보호에 대한 지침을 공개된 장소에 게시하는가?

16. 개인정보보호 수급자 동의

    개인정보 수집 및 활용에 대해 사전에 동의를 구하는가?

1.4. 질 관리 – 기관의 질 향상

17. 질 향상계획

    자체평가 결과에 따라 질 향상계획을 세우고 수행하는가?

    1) 자체평가 결과

    2) 질 향상계획

    3) 질 향상활동

2. 환경 및 안전

2.1. 위생 및 감염관리 – 감염관리체계

18. 감염관리

감염관리지침에 따라 감염관리활동을 수행하는가?

1) 감염관리지침

2) 감염관리수행

19. 오염쓰레기 분리·배출

감염예방을 위하여 오염쓰레기를 분리·배출하는가?

1) 오염쓰레기 분리

2) 오염쓰레기 배출

20. 정기소독

정기적으로 소독을 실시하는가?

2.2. 시설 및 설비관리 — 시설·설비

21. 법적시설기준(30인 이상)

법적시설기준을 준수하는가?

1) 사무실

2) 의료 및 간호사실

3) 요양보호사실

4) 물리(작업)치료실

5) 프로그램실

6) 식당 및 조리실

7) 세면장 및 목욕실

8) 세탁장 및 세탁물건조장

22. 합숙용 침실

합숙용 침실은 남·여를 구분하며 개인별 수납공간이 있는가?

1) 성별구분

2) 수납공간

23. 침실면적

수급자 1명당 침실면적은 충분한가?

24. 특별침실

노인질환의 종류 및 정도에 따른 별도의 특별침실을 두고 있는가?

(노인요양 공동생활가정 제외)

25. 목욕기구

목욕실에는 1개 이상의 보조봉과 목욕보조용구를 갖추고 있는가?

1) 목욕실보조봉

2) 목욕보조용구

26. 휠체어 이동공간

침실, 복도, 화장실, 목욕실에 휠체어 이동공간이 확보되어 있는가?

1) 침실

2) 복도

3) 화장실

4) 목욕실

27. 상담장소

수급자(보호자)를 위한 상담장소가 있는가?

28. 산책공간

수급자를 위한 배회 또는 산책공간이 있는가?

2.2. 시설 및 설비관리 − 실내환경

29. 채광 및 온·습도

실내의 채광, 온도 및 습도는 적정한가?

1) 채광

2) 온도

3) 습도

30. 환기

냄새가 나지 않도록 환기가 잘 되는가?

2.3. 안전관리 − 안전상황

31. 안내표지판

기관내부의 안내표지판이 눈에 잘 띄는 곳에 있는가?

32. 낙상예방

급여개시 전, 낙상예방지침에 따라 수급자의 낙상위험도를 파악하는가?

1) 낙상예방지침

2) 낙상위험도 파악

33. 문턱제거

문턱을 제거하였는가?

34. 미끄럼 방지

바닥(침실, 복도, 목욕실)은 미끄럼 방지가 되어 있는가?

35. 안전손잡이

복도에 안전손잡이가 설치되어 있는가?

36. 수직손잡이

변기 주위에 수직손잡이가 있는가?

37. 안전장치

수급자를 위한 안전장치가 되어 있는가?

1) 안전장치

2) 유리문 표시

3) 위험요인

2.3. 안전관리 ‒ 응급상황

38. 응급상황 알림

수급자가 응급상황을 알릴 수 있는 장치가 되어 있는가?

39. 응급상황 대응

응급상황 발생 시 대응지침에 따라 수행하는가?

1) 응급상황 대응지침

2) 응급상황 발생기록

40. 응급의료기기

응급의료기기를 갖추고 있으며 정기적으로 점검하는가?

1) 응급의료기기

2) 월별점검자료

2.3. 안전관리 ― 재난상황

41. 비상구

비상구가 있으며 비상등이 작동하는가?(노인요양 공동생활가정 제외)

1) 비상구

2) 비상등

42. 소화용 기구

소화용 기구를 갖추고 있으며, 정기적으로 점검하는가?

1) 구비여부

2) 월별점검자료

43. 재난상황 대응

재난상황 대응 지침에 따라 재난상황훈련(화재 등)을 정기적으로 시행하는가?

1) 재난상황 대응지침

2) 반기별 훈련시행

3. 권리 및 책임

3.1. 수급자 권리 ― 수급자의 알권리

44. 수급자 권리 설명

계약 체결 시 수급자 권리에 대해 수급자(보호자)에게 설명하고 동의를 받는가?

1) 수급자 권리 설명

2) 수급자 동의

45. 수급자 상태 상담

수급자의 상태 및 급여내용에 대해 상담을 실시하고 기록하는가?

3.1. 수급자 권리 ― 수급자 존엄성

46. 사생활 보호

수급자의 사생활 보호를 위한 지침을 공개된 장소에 비치하는가?

47. 수치심

수급자의 수치심을 유발하지 않도록 배려하는가?

48. 수급자 성명

침실 출입구에 수급자 성명을 게시하는가?

3.1. 수급자 권리 – 기타 욕구충족

49. 개인물건

개인적인 물건을 가져올 수 있으며, 개인 옷을 입을 수 있는가?

3.2. 기관책임 – 윤리적인 운영

50. 윤리행동강령

윤리행동강령을 마련하고 있는가?

3.2. 기관책임 – 급여제공 계약

51. 급여제공 계약

급여제공 계약을 하고, 계약서 부본을 수급자(보호자)에게 제공하는가?

3.2. 기관책임 – 명세서

52. 명세서 발부

장기요양 급여비용 명세서를 발부하는가?

1) 명세서 서식

2) 명세서 발부

3.2. 기관책임 – 배상

53. 배상책임보험

배상책임보험에 가입되어 있는가?

3.2. 기관책임 - 이해관계 갈등해결

54. 고충처리
고충 발생 시 고충처리지침에 따라 접수하고 처리결과를 기록하는가?
1) 고충처리지침
2) 고충처리대장

3.2. 기관책임 - 정보제공

55. 급여이용 정보제공
급여이용에 필요한 정보를 기관내부에 게시하는가?

56. 홈페이지 게시
급여이용에 필요한 정보를 공단 홈페이지에 게시하는가?

57. 게시정보 수정
기관내부와 공단홈페이지에 게시되었던 정보가 변경된 경우 수정하는가?
1) 기관내부
2) 공단홈페이지

58. 급여제공 직원 게시
급여제공 직원의 사진과 이름을 공개된 장소에 게시하는가?

4. 급여제공 과정

4.1. 급여개시 - 욕구평가

59. 수급자 상태 욕구평가
급여개시 전, 수급자 상태에 대한 욕구평가가 이루어지는가?
1) 신체상태
2) 질병
3) 인지상태
4) 의사소통

5) 영양상태

6) 체중

7) 사회적 상태

8) 가족 및 환경상태

4.2. 급여계획 – 급여계획

60. 욕구반영

수급자(보호자)의 욕구가 급여의 계획에 반영되는가?

61. 급여계획 구체성

욕구평가결과에 따라 구체적으로 급여계획을 세우고, 수급자(보호자)에게 동의를
받는가?

1) 급여계획 구체성

2) 수급자(보호자)동의

4.3. 급여제공 – 급여계획 준수

62. 급여계획 준수

급여계획에 따라 급여가 제공되는가?

63. 급여계획 변경사유

급여계획이 변경된 경우 그 사유를 기록하는가?

4.3. 급여제공 – 급여제공 기록

64. 구체적 급여제공 기록

급여제공내용을 구체적으로 기록하는가?

65. 체계적 급여제공 기록

급여제공 기록이 수급자별로 체계적으로 관리되는가?

1) 통합적 관리

2) 순차적 관리

4.3. 급여제공 − 목욕도움

66. 목욕급여제공

    수급자의 능력이나 신체상태를 파악하여 주1회 이상 목욕급여를 실시하는가?

    1) 수급자 상태

    2) 주1회 이상 목욕

4.3. 급여제공 − 식사도움

67. 식단표

    식단에 따른 식사를 제공하며, 수급자에게 알맞은 글씨크기의 식단표를 게시판에
    공개하는가?

    1) 식사제공

    2) 식단 게시

68. 기능상태별 음식제공

    씹는 기능이나 소화기능을 고려하여 식사를 제공하는가?

69. 치료식

    질환에 따른 치료식을 제공하는가?

70. 식수

    수급자에게 식수를 상시 제공하는가?

71. 음식보온

    식사 직전에 음식을 담거나, 보온 용기를 사용하는가?

72. 침대 이외 장소 식사

    침대 이외의 장소에서 식사하도록 하는가?

4.3. 급여제공 − 배설도움

73. 배설현황

    수급자의 배설현황을 파악하는가?

74. 배설문제 파악

    배설상태에 문제가 있는 수급자를 간호(조무)사가 파악하는가?

75. 기저귀 교환

수급자가 배설한 경우 지체없이 기저귀를 교환하는가?

76. 좌변기

이동형 좌변기, 휴대용 배변기가 필요한 수급자가 이용할 수 있도록 보조하는가?

77. 유치도뇨관 관리

유치도뇨관 삽입은 의사의 처방에 의해 이루어지며 유치도뇨관을 올바른 상태로
관리하는가?

1) 의사처방

2) 올바른 관리

4.3. 급여제공 – 욕창예방 및 관리

78. 욕창평가

급여개시 전, 타당한 평가도구를 적용하여 욕창발생 위험을 평가하는가?

79. 욕창방지 보조도구

욕창발생 위험이 있거나 욕창이 발생한 수급자에게 욕창방지 보조도구를 제공하
고, 정기적으로 욕창발생 위험을 평가하는가?

1) 욕창방지 보조도구

2) 욕창발생 위험평가

80. 욕창관찰기록

욕창발생 고위험으로 분류된 수급자에 대한 욕창발생 여부를 1일 1회 이상 관찰,
기록하는가?

81. 체위변경

욕창이 있는 수급자에게 매 2시간마다 체위변경을 하는가?

82. 욕창변화관찰

간호(조무)사는 욕창이 있는 수급자의 욕창변화를 주1회 이상 관찰, 기록하는가?

(노인요양 공동생활가정 제외)

4.3. 급여제공 — 여가 및 사회활동

83. 여가프로그램

    여가프로그램 계획에 따라 급여를 제공하며, 여가프로그램에 대한 수급자(보호자)
    의 의견을 수렴하여 차후 계획에 반영하는가?

    1) 계획 및 급여제공

    2) 수급자(보호자)의견 반영

84. 외출 및 외박

    원하는 수급자에게 외출·외박을 제공하는가?

85. 지역사회 행사

    보호자나 지역사회 주민이 참여하는 행사를 개최하고, 수급자가 지역사회 행사에
    참여하는가?

    1) 지역사회 행사개최

    2) 지역사회 행사참여

4.3. 급여제공 — 신체구속 및 학대

86. 신체구속

    신체구속에 대한 지침을 공개된 장소에 비치하고 있는가?

87. 신체구속 수급자 동의

    신체구속에 대해 수급자(보호자)에게 설명하고 동의를 얻는가?

88. 신체구속사유

    신체적 구속을 시행한 사유를 기록하는가?

89. 노인학대 방지

    노인학대 및 폭력에 대한 예방 및 대응지침을 배포하거나 공개된 장소에 게시하는가?

    1) 노인학대 방지지침

    2) 배포 또는 게시

90. 노인학대 신고기관

    노인보호 전문기관 또는 신고기관에 대한 정보를 제공하는가?

4.3. 급여제공 − 재활

91. 기능회복훈련

    수급자의 상태에 따라 기능회복훈련을 제공하는가?

92. 물리치료

    물리치료사가 수급자의 신체기능을 파악하여 계획을 수립하고 급여를 제공하는가?

    (노인요양 공동생활가정 제외)

    1) 물리치료계획수립

    2) 물리치료제공

4.3. 급여제공 − 의사진료

93. 의사진찰

    촉탁의(협약의료기관 의사포함)는 수급자에 대하여 2주에 1회 이상 진찰을 실시하는가?

94. 연계 의료기관

    응급상황 등 입원치료를 필요로 하는 경우를 대비한 연계 의료기관이 있으며 진료를 받은 경우 이를 기록하는가?

    1) 제휴계약서

    2) 진료사실 기록

4.3. 급여제공 − 치매

95. 치매예방프로그램

    치매예방 및 관리프로그램을 계획에 따라 제공하는가?

    1) 치매예방프로그램 계획

    2) 치매예방프로그램 제공

96. 치매수급자 환경조성

    치매수급자를 위한 환경을 조성하고 있는가?

4.3. 급여제공 - 투약

97. 투약기록

　　투약관련 지침에 따라 투약을 준비하고 투약기록이 이루어지는가?

　　1) 투약지침

　　2) 투약기록

98. 약품점검

　　약품보관 장소에 잠금장치가 되어 있고 약품을 정기적으로 점검하는가?

　　1) 약품잠금장치

　　2) 약품점검

4.3. 급여제공 - 급여제공 성과평가

99. 급여제공 결과평가

　　급여제공에 대한 결과를 정기적으로 평가하는가?

4.3. 급여제공 - 사례관리 회의

100. 사례관리 회의

　　정기적으로 사례관리 회의를 실시하는가?

4.3. 급여제공 - 전원

101. 연계기록지

　　전원 시 연계기록지를 구체적으로 작성하여 제공하는가?

　　1) 연계기록지 작성

　　2) 연계기록지 제공

5. 급여제공 결과

5.1. 만족도 평가 － 만족도 평가

102. 만족도 조사

    수급자(보호자)의 만족도 조사를 실시하고 그 결과를 반영하는가?

    1) 만족도 조사

    2) 결과반영

5.2. 수급자 상태 － 수급자 등급

103. 등급호전 현황

    6개월 이상 급여를 제공받은 수급자 중 등급의 호전이 있는 수급자는 몇 명(%)인가?

5.2. 수급자 상태 － 수급자 관리

104. 욕창발생 현황

    입소 후 욕창이 발생한 수급자는 몇 명(%)인가?

105. 유치도뇨관 현황

    입소 후 유치도뇨관을 삽입한 수급자는 몇 명(%)인가?

106. 낙상발생 현황

    입소 후 낙상이 발생한 수급자는 몇 명(%)인가?

국민건강보험공단「장기요양기관 평가관리 시행세칙」: 방문간호 평가조사표(2009.9)

1. 기관운영

1.1. 기관관리 − 운영원칙 및 체계

1. 운영규정

   기관의 운영규정을 마련하여 공개된 장소에 비치하고 있는가?

2. 책임규정

   직원의 업무범위와 책임소재를 정하여 자격요건에 맞는 업무수행을 하는가?

3. 운영계획

   연도별 사업계획 및 예산을 수립하는가?

   1) 사업계획

   2) 예산수립

4. 직원회의

   기관운영에 대하여 직원과 정기적인 회의를 하는가?

   1) 회의계획

   2) 회의실시

5. 직원 간 정보전달

   담당직원 변경 시 수급자에 대한 정보전달지침이 공개된 장소에 비치되어 있는가?

1.2. 인적자원관리 − 인력운영

6. 법적 인력기준

   법적 인력기준을 준수하는가?

   1) 관리책임자

2) 간호(조무)사

3) 치과위생사

1.2. 인적자원관리 — 직원의 후생복지

7. 4대보험

건강보험, 국민연금, 고용보험, 산재보험에 가입되어 있는가?

8. 건강검진

직원의 건강관리를 위한 정기검진을 실시하는가?

9. 근로계약

직원과 근로계약을 체결하는가?

10. 휴가보장

직원의 휴가규정에 따라 휴가를 실시하고 있는가?

1) 휴가규정

2) 휴가실시

1.2. 인적자원관리 — 직원교육

11. 신규직원교육

직원교육 계획에 따라 신규직원교육을 실시하는가?

1) 신규직원교육계획

2) 신규직원교육실시

12. 직무교육

연간 계획에 따라 직무교육을 실시하는가?

1) 직무교육계획

2) 직무교육실시

13. 수급자관리교육

직원에게 수급자관리교육을 연1회 이상 실시하는가?

1) 호스피스 교육

2) 치매교육

3) 욕창교육

4) 응급처치교육

5) 낙상예방교육

14. 노인학대 예방교육

　　직원에게 노인학대 예방교육을 연1회 이상 실시하는가?

1.3. 정보관리 — 개인정보보호

15. 개인정보보호

　　개인정보보호에 대한 지침을 공개된 장소에 게시하는가?

16. 개인정보보호 수급자 동의

　　개인정보 수집 및 활용에 대해 사전에 동의를 구하는가?

1.4. 질 관리 — 기관의 질 향상

17. 질 향상 계획

　　자체평가 결과에 따라 질 향상 계획을 세우고 수행하는가?

　　1) 자체평가결과

　　2) 질 향상 계획

　　3) 질 향상 활동

2. 환경 및 안전

2.1. 위생 및 감염관리 — 감염관리 체계

18. 감염관리

　　감염관리지침에 따라 감염관리활동을 수행하는가?

　　1) 감염관리지침

　　2) 감염관리수행

19. 유치도뇨관 감염관리교육

　　유치도뇨관을 가지고 있는 수급자(보호자)에게 감염관리교육을 실시하는가?

1) 감염관리 교육자료

2) 실시기록

2.2. 시설 및 설비관리 − 시설, 설비

20. 법적 시설기준

　법적 시설기준을 준수하는가?

　1) 사무실

　2) 탈의 공간

　3) 설비 및 비품

　4) 방문간호 비품

2.2. 시설 및 설비관리 − 급여장비

21. 유니폼 착용

　급여제공자임을 표시하는 유니폼을 착용하는가?

2.3. 안전관리 − 안전상황

22. 낙상예방

　급여개시 전, 낙상예방지침에 따라 수급자의 낙상위험도를 파악하는가?

　1) 낙상예방지침

　2) 낙상위험도 파악

23. 낙상예방교육

　수급자(보호자)에게 낙상예방 교육을 하는가?

2.3. 안전관리 − 응급상황

24. 응급상황대응

　응급상황발생 시 대응지침에 따라 수행하는가?

　1) 응급상황 대응지침

2) 응급상황 발생기록

3. 권리 및 책임

3.1. 수급자 권리 - 수급자의 알권리

25. 수급자 권리설명
    계약 체결 시 수급자 권리에 대해 수급자(보호자)에게 설명하고 동의를 받는가?
    1) 수급자 권리설명
    2) 수급자 동의
26. 수급자 상태상담
    수급자의 상태 및 급여내용에 대해 상담을 실시하고 기록하는가?

3.1. 수급자 권리 - 수급자 존엄성

27. 사생활보호
    수급자의 사생활보호를 위한 지침을 공개된 장소에 비치하는가?

3.2. 기관책임 - 윤리적인 운영

28. 윤리행동강령
    윤리행동강령을 마련하고 있는가?

3.2. 기관책임 - 급여제공 계약

29. 급여제공 계약
    급여제공 계약을 하고, 계약서 부본을 수급자(보호자)에게 제공하는가?

3.2. 기관책임 - 명세서

30. 명세서 발부

    장기요양급여비용 명세서를 발부하는가?

    1) 명세서 서식

    2) 명세서 발부

3.2. 기관책임 - 배상

31. 배상책임보험

    배상책임보험에 가입되어 있는가?

3.2. 기관책임 - 이해관계 갈등해결

32. 고충처리

    고충 발생 시 고충처리지침에 따라 접수하고 처리결과를 기록하는가?

    1) 고충처리 지침

    2) 고충처리 대장

3.2. 기관책임 - 정보제공

33. 급여이용 정보제공

    급여이용에 필요한 정보를 기관내부에 게시하는가?

34. 홈페이지 게시

    급여이용에 필요한 정보를 공단 홈페이지에 게시하는가?

35. 게시정보 수정

    기관내부와 공단 홈페이지에 게시되었던 정보가 변경된 경우 수정하는가?

    1) 기관내부

    2) 공단 홈페이지

4. 급여제공 과정

4.1. 급여개시 – 욕구평가

36. 수급자상태 욕구평가

    급여개시 전, 수급자상태에 대한 욕구평가가 이루어지는가?

    1) 신체상태
    2) 질병
    3) 인지상태
    4) 의사소통
    5) 영양상태
    6) 사회적 상태
    7) 가족 및 환경상태

4.2. 급여계획 – 급여계획

37. 욕구반영

    수급자(보호자)의 욕구가 급여의 계획에 반영되는가?

38. 급여계획 구체성

    욕구평가결과에 따라 구체적으로 급여계획을 세우고, 수급자(보호자)에게 동의를
    받는가?

    1) 급여계획 구체성
    2) 수급자(보호자) 동의

39. 방문간호지시서 발급

    의사(한의사, 치과의사)가 발급한 방문간호지시서에 의하여 급여가 제공되는가?

    1) 방문간호지시서 발급
    2) 급여제공

4.3. 급여제공 − 급여계획 준수

40. 급여계획 준수

    급여계획에 따라 급여가 제공되는가?

41. 급여계획 변경사유

    급여계획이 변경된 경우 그 사유를 기록하는가?

4.3. 급여제공 − 급여제공 기록

42. 구체적 급여제공 기록

    급여제공 내용을 구체적으로 기록하는가?

43. 체계적 급여제공 기록

    급여제공 기록이 수급자별로 체계적으로 관리되는가?

    1) 통합적 관리

    2) 순차적 관리

4.3. 급여제공 − 욕창예방 및 관리

44. 욕창평가

    급여개시 전, 타당한 평가도구를 적용하여 욕창발생 위험을 평가하는가?

45. 욕창관찰기록

    욕창발생 고위험으로 분류된 수급자에 대한 욕창발생 여부를 방문할 때마다 관찰, 기록하는가?

46. 욕창변화관찰

    간호(조무)사는 욕창이 있는 수급자의 욕창변화를 관찰, 기록하는가?

4.3. 급여제공 − 신체구속 및 학대

47. 노인학대 방지

    노인학대 및 폭력에 대한 예방 및 대응지침을 배포하거나 공개된 장소에 게시하는가?

    1) 노인학대 방지지침

2) 배포 또는 게시

48. 노인학대 신고기관

노인보호전문기관 또는 신고기관에 대한 정보를 제공하는가?

4.3. 급여제공 ― 재활

49. 기능회복훈련

수급자의 상태에 따라 기능회복훈련을 제공하는가?

4.3. 급여제공 ― 의사진료

50. 연계 의료기관

응급상황 등 입원치료를 필요로 한 경우를 대비한 연계 의료기관이 있으며 진료를 받은 경우 이를 기록하는가?

1) 제휴계약서

2) 진료사실기록

51. 의사협의

방문간호지시서를 발급한 의사와 지속적으로 급여제공에 대한 협의가 이루어지는가?

4.3. 급여제공 ― 투약

52. 수급자 상태관찰

약물을 복용하고 있는 수급자의 상태를 관찰, 기록하는가?

4.3. 급여제공 ― 배설도움

53. 장루관리교육

장루 또는 요루를 가지고 있는 수급자에 대해 수급자(보호자)에게 관리 교육을 실시하는가?

4.3. 급여제공 – 예방

54. 와상 수급자관리

　　와상예방 및 와상상태 수급자 관리방법을 수급자(보호자)에게 교육하는가?

55. 응급상황 대처교육

　　가정에서 흡인기, 산소발생기를 사용하고 있는 경우, 응급상황 대처방법을 수급자

　　(보호자)에게 교육하고 작동여부를 점검하는가?

　　1) 응급상황 대처교육

　　2) 흡입기 또는 산소발생기 점검

56. 치매정보제공

　　치매예방 및 치매수급자 관리방법에 대해 보호자에게 정보를 제공하는가?

4.3. 급여제공 – 급여제공 성과평가

57. 급여제공 결과평가

　　급여제공에 대한 결과를 정기적으로 평가하는가?

4.3. 급여제공 – 사례관리 회의

58. 사례관리 회의

　　정기적으로 사례관리 회의를 실시하는가?

4.3. 급여제공 – 전원

59. 연계기록지

　　전원 시 연계기록지를 구체적으로 작성하여 제공하는가?

　　1) 연계기록지 작성

　　2) 연계기록지 제공

5. 급여제공 결과

5.1. 만족도 평가 – 만족도 평가

60. 만족도 조사
    수급자(보호자)의 만족도 조사를 실시하고 그 결과를 반영하는가?
    1) 만족도 조사
    2) 결과 반영

제 4 장

미국 노인요양시설의
질 관리와 평가

□ **입소자 사정도구**(Resident Assessment Instrument, RAI) : 장기 요양자의 전반적인 건강 기능상태를 평가하는 도구

□ **최소정보군**(Minimum Data Set, MDS) : 노인요양시설에서 건강관리와 질 관리에 사용되는 간호기록 시스템으로 노인의 신체, 사회활동의 전반적인 상태를 사정하는 도구

□ **사전준비**(Off-Site Preparation) : 전년도의 평가서를 참고로 하여 그 시설의 전반적인 상황을 파악하는 준비과정

□ **현지준비회의**(Entrance Conference) : 조사가 필요한 입소자를 파악하는 모임

□ **초기조사**(Initial Tour) : 그 시설의 전반적인 상황을 파악하고 간호의 질, 삶의 질에 관심을 가져야 할 입소자 선정을 위한 과정

□ **표본선정단계**(Sample Selection Phase) : 시설의 순회, 사전 준비자료, 입소자 명부에서 얻은 정보를 가지고 샘플 선정을 위한 팀 미팅을 한 후, 거기서 얻은 정보 중에서 관심을 가져야 하는 분야를 정하여 이에 따른 조사대상자를 선정하는 단계

□ **정보수집단계**(Information Gathering Phase) : 새로운 관심분야, 해결된 관심분야 등에 관하여 토의하고 이를 기록하며, 정보수집, 급식시설, 입소자 상태, 입소자의 삶의 질, 투약, 관리의 질을 조사하는 시기

□ **보완사항**(Deficiency) : 평가결과 결정된 보완부분

□ **종료회의**(Exit Conference) : 옴부즈맨과 입소자 그룹의 직원, 기타 입소자가 참여하여 평가의 일차 결과를 발표하는 단계로, 미국 요양시설 평가의 마지막 단계

4.1 노인요양시설

미국의 노인요양시설은 요양시설(nursing facilities), 양로시설(retirement facilities), 복합형 연속장기 보호시설(continuous care retirement communities, CCRC)등 유사 시의 건강악화에 대비한 의료전달체계를 구비한 노인거주시설들이 있다. 이러한 시설들은 종교단체나 기업체 등에서 운영하며, 영리 또는 비영리목적의 시설로 운영된다. 노인전용주택(planned house), 노인공동생활주택(congregate facilities), 노인주거보호시설, 노인단기보호시설, 호스피스시설은 일상생활의 의존도가 낮은 노인들이 사용할 수 있는 시설이며, 준 간호시설(intermediate nursing facility, INF), 노인요양 전문 간호시설(skilled nursing facility, SNF), 노후관리시설, 은퇴노인 장기간호시설 등은 일상생활의 의존도가 비교적 높은 노인들이 이용할 수 있는 시설이다. 독립적으로 일상생활이 거의 불가능한 노인들이 이용할 수 있는 시설은 재활의료원, 노인전문병원, 노인주간보호시설, 노인센터 등이 있다.

미국에서 너싱홈(nursing home)을 이용하는 노인은 약 5%이다. 너싱홈은 장기간 이용하는 시설이며, 65세 이상 노인이 생존기간의 약 25%를 너싱홈에서 지내는 것으로 추정된다. 노인들이 너싱홈에 입소할 확률은 남성의 경우 30~50%, 여성의 경우 50%로 추정된다. 입소자의 약 45%가 2년 이상 너싱홈에서 체류하는 것으로 보고되고 있다.

미국의 너싱홈은 1930년대 말부터 1940년대 초에 걸쳐서 생겨난 시설이며, 1965년 제정된 메디케어(Medicare)와 메디케이드(Medicaid) 법률의 영향을 받아서 크게 발전하고 성장한 분야이다. 전체 너싱홈 중 약 75%가 영리시설이며, 대규모 시설의 체인형태로 운영되는 경우도 계속적으로 증가하고 있다.

한편, 너싱홈은 메디케어에서 요구하는 시설기준을 따라야만 개설에 관한 면허를 받을 수 있으며, 너싱홈 비용의 약 40%가 메디케어 재원에서 지원되고 있다 (Hooyman & Kiyak, 1996).

4.2 노인요양시설의 기록 시스템

1 입소자 사정도구(RAI)의 개발

RAI는 1987년 미국의 Omnibus Budget Reconciliation Act(OBRA)에 따라 Health Care Financing Administration(HCFA)이 RAI 개발팀을 구성하여 개발한 장기요양자의 기능상태를 평가하는 도구이다.

지금까지 RAI는 너싱홈·만성질환관리 버전(nursing home/chronic care version), 가정간호 버전(home care version), 급성기 관리 버전(acute care version) 등으로 개발되어 있다.

RAI의 구성은 사정도구인 최소정보군(Minimum Data Set, MDS)과 간호계획(care plan)작성을 위한 임상적 도구로서 Resident Assessment Protocols(RAPs) 및 사정을 위한 지침서인 Utilization Guidelines로 이루어져 있다.

RAI는 장기요양자의 기능상태를 평가하는 다른 도구에 비하여 여러 가지 장점을 가지고 있어서 많이 사용되고 있으며, 요양시설의 평가과정에서 기록과 관련된 평가의 기본 자료가 된다.

우리나라에서도 노인의 기능상태를 평가하기 위한 시도로서 시범적으로 사용된 적이 있으며, 1991년에 한국산업보건진흥원에서 RAI 번역본을 제작하였다.

② 입소자 사정도구(RAI)의 특징

RAI의 최소정보군은 MDS와 MDS평가 지침, 그리고 CAPs(Clinical Assessment Protocols)로 이뤄져 있다. CAPs는 노인의 기능상태를 평가하고 그 결과에 기초하여 노인의 문제를 일목요연하게 정리할 수 있으며, 서비스 제공지침이 기술되어 있어서 필요한 서비스의 내용을 제시하는 기능을 가진다. 또한 MDS에는 그 자체에 노인요양시설의 서비스 제공내용이 포함되어 있다.

RAI의 특징을 살펴보면 다음과 같다.

① RAI는 노인 및 장애인의 기능상태를 평가하고 포괄적인 사정이 가능하도록 개발된 도구이다. RAI는 각종 영역의 기능을 종합적으로 평가하여 일관된 결론을 내린다는 장점이 있다. 사정의 초점이 간호요구(care need)에 맞추어져 있어 서비스 제공계획을 세우는 데 유용하며 사정결과에 근거하여 환자의 기능상태를 평가하고 문제점을 발견할 수 있다.

② RAI는 기능상태에 근거하여 자원 소모량을 산출할 수 있도록 개발되었기 때문에 RAI의 최소기능평가도구인 MDS(Minimum Data Set)에 의거해서 진료비를 산출할 수 있다. 노인요양보험은 대부분 일당진료비 정액제의 수가체계를 가지는데, 이는 노인장기요양의 경우 재원 일수를 예측할 수 없기 때문에 재정의 안정과 서비스의 질적 수준 및 지불의 정확성을 위함이다.

③ RAI는 서비스의 정보공유가 가능하다. 노인요양의 문제는 자체가 복합적이며 여러 문제를 동시에 가지고 있기 때문에 이 문제를 동시에 해결해 주는 간호계획이 이루어지는데, 환자 기능상태의 평가와 간호계획이 연속적으로 진행되는 기록체계가 필요하다. RAI와 MDS의 문항은 문항별로 고유번호를 가지고 있고 이를 토대로 전산화되어 사용되기 때문에 기관 간, 제공자 간 정보공유가 가능하다.

④ RAI의 최소기능평가도구인 MDS는 노인요양시설 서비스의 질을 모니터하는데 사용할 수 있다. 노인들의 인지기능은 떨어져 있는 경우가 많기 때문에 노인요양시설의 서비스를 평가하는 데 항상 어려움이 따른다. 그러나 MDS의 항목을 이용하면 기본적인 질적 수준을 모니터링하는 것이 가능하다.

③ 최소정보군(Minimum Data Set, MDS)

최소정보군(MDS)은 노인요양시설에서 건강관리와 질 관리에 사용되는 간호기록 시스템으로 노인의 신체, 사회적 상태를 사정하여 체크리스트 형식으로 기록하며 데이터베이스에 저장한다.

| 표 4-1 | MDS의 구성

section	MDS 항목
section AA.	환자 기본정보
section AB.	인구학적 정보
section AC.	일상생활
section AD.	평가일자 및 평가자 서명
section A.	신원 및 배경정보
section B.	인지양상
section C.	의사소통 · 청력 패턴
section D.	시력 패턴
section E.	기분 및 행동 패턴
section F.	정신사회적 안녕 상태
section G.	신체기능 및 구조적인 문제
section H.	지난 14일간의 대소변 조절
section I.	질병진단
section J.	건강 상태
section K.	구강 영양 상태
section L.	구강 치아 상태
section M.	피부 상태
section N.	활동양상
section O.	투약
section P.	특수치료와 처치
section Q.	퇴원가능성 혹은 전반적 상태
section R.	평가정보

미국은 284문항의 통합적 건강사정도구인 MDS를 개발한 후 미국 내 모든 요양시설에서 의무적으로 사용하도록 하고 있다. 노인의 건강상태를 시설입소 시 매 3개월마다, 그리고 중요한 건강변화가 있을 때 MDS로 사정하여 요양시설 입소노인의 건강관리에 이용하도록 하고 있다.

MDS의 평가항목은 〈표4−1〉과 같이 총 22개 항목으로 이루어져 있다. MDS의 한글 번역본(부록 참조)에서 각 항목의 구체적인 세부내용을 볼 수 있다.

MDS는 22개 항목의 내용이 세분화되어 있어서 그 구성이 지나치게 길고 초보자가 사용하기에 어렵다는 문제점이 있으나, 각국에서 이를 감안하여 RAI를 근거로 한 선별(screening) 도구를 다양하게 개발하여 이러한 문제를 해결하고 있다.

4.3 노인요양 전문 간호시설의 평가방법

미국의 CMS(Centers for Medicare & Medicaid Services)에서 실시하고 있는 노인요양 전문 간호시설(skilled nursing facility)의 평가기준과 구체적인 평가방법의 절차, 질 관리 전략 등을 보면 다음과 같다.

1 평가유형

(1) 표준형 평가(standard survey)

노인요양 전문 간호시설의 입소자를 중심으로 이루어지는 평가방법으로서 입소자들을 혼합사례 층화표집(case-mix stratified sample) 방법으로 선정하여 결과를 얻는 방법이다. 노인요양 전문 간호시설이 입주자의 요구에 부응하는가를 조사하기 위한 자료를 수집하는 방법으로 진행된다. 이 조사는 예고 없이 진행되며 주법(州法)에 따라 다음의 15개 항목을 평가한다.

① 입소자의 권리(residents rights)

② 입원, 이동, 퇴원(admission, transfer and discharge)

③ 입소자의 행동과 기관실무(resident behavior and facility practices)

④ 삶의 질(quality of life)

⑤ 입소자 사정(resident assessment)

⑥ 간호의 질(quality of care)

⑦ 간호 서비스(nursing services)

⑧ 식사 서비스(dietary services)

⑨ 의사 진료(physician services)

⑩ 특별재활 서비스(specialized rehabilitative services)

⑪ 치과 진료(dental services)

⑫ 투약 서비스(pharmacy services)

⑬ 감염 관리(infection control)

⑭ 물리적 환경(physical environment)

⑮ 행정(administration)

(2) 확대형 조사(extended survey)
표준형 조사에서 간호의 질이 의심되는 경우에 실시된다.

(3) 약식 평가(abbreviated standard survey)
특정업무에 초점이 주어지는 평가로서 접수된 민원, 경영주의 변경(change of ownership), 간호부 관리(management or director of nursing)등에 따라서 진행된다.

(4) 부분 확대 조사(partial extended survey)
약식평가나 재방문 조사에서 시정되지 않은 내용이 있을 때 실시된다.

(5) 재방문 조사(post-survey revisit, follow-up)

지난번 조사에서 지적된 수정사항이나 결함의 시정을 확인하기 위하여 현장을 재방문하여 실시하는 조사이다.

② 평가단계

노인요양 전문 간호시설의 평가는 다음과 같이 몇 단계로 나누어 실시된다.

① 사전준비

　전년도의 평가서를 참고하여 그 시설의 전반적인 상황을 파악하고 입소자 상태를 검토한다.

② 시설순회

　시설의 순회를 통하여 간호의 질에 관심을 가져야 할 입소자, 삶의 질에 관심을 가져야 할 입소자를 중심으로 관찰하고 조사 대상자를 선정한다.

③ 시설의 평가는 전반적인 상태와 주방시설 등을 조사한다.

④ 조사대상자의 간호의 질이나 삶의 질, 투약 등에 관해서는 차트의 분석, 본인이나 가족의 면담, 입소자들의 그룹토의, 직원의 면담이나 관찰, 옴부즈맨의 견해 조사를 통하여 이루어진다.

이러한 과정을 통하여 다음의 내용들이 관찰과 면담을 통해서 세밀하게 평가된다.

① 입소자의 프라이버시 침해

② 인권침해

③ 학대나 업무태만 호소

④ 청결하고 편안한 환경

⑤ 의식이 불분명한 환자의 낙상

⑥ 호출기의 적절한 비치

⑦ 교육을 받은 직원이나 가족의 식사도움

⑧ 현저하게 체중이 감소한 입소자

⑨ 투약하는 간호사의 시설의 규정 준수

⑩ 투약 오류

⑪ 약물의 유효기간

⑫ 입소자의 상태 차트 기록

⑬ 급식용 위관(G−tube) 관리

⑭ 환자에게 욕창이 발생한 경우 체위변경이나 관찰내용에 관한 기록

⑮ 간호계획지(care plan)에 관련 계획의 기록

⑯ 호출등(call light) 상태 문제

⑰ 간호사의 욕창 드레싱 규정된 절차 실시 여부

특히 의사의 처방대로 치료가 진행되는지, 간호사가 간호계획지를 작성하고 계획대로 간호가 진행되고 있는지, 간호사나 간호보조요원들이 업무분담 규정을 잘 지키고 있는지, 간호사가 그 시설의 절차(procedure)나 정책(policy)를 잘 지키는지 등이 주된 평가기준이 된다.

이렇게 수집된 정보는 구조, 과정, 결과 평가의 3요소를 모두 포함한다고 볼 수 있다. 평가팀은 수집된 정보에 관한 토론과 분석을 거쳐서 문제점을 최종적으로 지적하게 된다. 가벼운 오류는 단기간 내에 시정하는 절차를 가지며, 중요한 오류가 있는 경우에는 벌금, 예산삭감 등의 조치를 하며, 최악의 경우에는 기관에 폐쇄조치를 내리기도 한다.

이러한 평가의 효과 때문에 각 시설에서는 평가에서 지적을 받지 않기 위하여 직원들을 교육시키고, 평가의 기준이 되는 절차지침서(procedure book)나 정책지침서(policy book)를 개발하고 지속적으로 개정하며, 직원들의 업무분담을 정확히 기술해 두어 각자가 법적인 책임을 지도록 하고 있다. 평가와 관련된 수많은 법조문들이 거미줄처럼 존재하고 있어서 입소자의 권리와 의료시설 직원의 의무를 규정하고 통제하고 있다.

③ 인력과 업무 규정

(1) 업무부서(department of public health, licensing and certification division district office)의 구성

부서장(district administrator), 간호감독(health facilities nurse supervisors), 평가간호사(health facilities evaluator nurses), 일반의(generalists), 전문의(physicians), 상담약사(pharmacist consultants), 상담물리치료사(physical therapist consultants), 상담작업치료사(occupational therapist consultants), 상담영양사(registered dietician consultants), 행정서기(office secretaries)로 구성된다. 평가업무는 매번 업무팀을 구성하는데, 평가시설의 규모에 따라서 인력이 배치된다.

(2) 업무

모든 의료기관 개설에 관한 면허를 통제하며, 메디케어와 메디케이드 프로그램에 관한 재정적인 자격을 통제한다.

기관평가의 결과가 기관 개설의 자격통제와 연결되므로 기관평가 결과는 매우 중요한 의미를 가진다.

(3) 세부업무

세부업무를 7개 영역으로 세분화하고 영역별 업무내용의 비율을 제시하고 있다. 기관평가업무(in depth survey)가 60%로 주된 업무로 규정되어 있으며, 민원업무(investigate complaints) 10%, 기관의 행정상담(advises and assists health facilities administrators and community agencies) 5%, 장거리 출장업무(travel throughout assigned territory) 5%, 회의 참석(attend meeting) 5%, 특수연구의 자료수집(collect data required for special studies) 5%, 기타 업무(other duties) 5%, 훈련침여(attend necessary training) 5%로 비율을 규정하고 있다.

④ 평가절차

정기조사(recertification survey)는 정부로부터 메디케어(medicare)·메디케이드 (medicaid) 혜택을 받기 위하여 자발적으로 이루어지는 과정이다. 각 기관은 매 12~15개월마다 연방정부와 주정부의 법규를 지키고 있는가에 대하여 평가를 받아야 한다.

조사에 포함되는 업무는 다음 표〈4-2〉와 같다.

| 표 4-2 | SNF의 7단계 평가업무

Task 1— Off-site Survey Preparation.
Task 2— Entrance Conference/Onsite Preparatory Activities.
Task 3— Initial Tour.
Task 4— Sample Selection.
Task 5— Information Gathering
    Sub— Task 5A   General Observations of the facility
    Sub— Task 5B   Kitchen/Food Service Observation
    Sub— Task 5C   Resident Review
    Sub— Task 5D   Quality of Life Assessment
    Sub— Task 5E   Medication Pass
    Sub— Task 5F   Quality Assessment and Assurance Review
    Sub— Task 5G   Abuse Prohibition Review
Task 6— Information analysis for Deficiency Determination
Task 7— Exit Conference

(1) 사전준비(off-site survey preparation)

① 질 평가보고서(quality indicator reports)와 전년도 평가서를 읽고 평가부 분에서 빠진 부분이 없는가를 검토한다. 전년도 평가보고서는 평가팀의 준비자료로서 매우 중요한 의미를 가진다.

② OSCAR 보고서 3, 4를 확인하며, 민원(complaints)에 관한 정보, 포기서류 (waiver)나 예외서류(varience) 정보를 검토하며, 옴부즈맨 보고서를 검토

한다.

③ PASSAR 보고서, MDS 정보, 기타 정보의 이용에 대하여 검토하며, 사전준비보고양식(Off-Site Preparation Worksheet, 양식 HCFA-801)을 작성한다.

④ 변매복(fecal impaction), 탈수(dehydration), 욕창(pressure ulcers) 이환율이 높은 입소자를 사전에 선정한다.

| 표 4-3 | 사전준비 지침(Guideline of Off-Site Preparation)

Task 1 Off-site Preparation

- Prior year's 2567 and statement of isolated deficiencies
- OSCAR reports 3 and 4
- Results of complaint information
- Waiver/Variance Information
- Ombudsman Report(if received)
- Where available: PASSAR Reports, MDS information, and other info.
- HCFA-801: Off-site Preparation Worksheet completed

---

(2) 현지준비회의(entrance conference, onsite preparatory activities)의 절차

① 조사팀 조정관이 요양시설의 행정담당자를 만나서 조사절차를 설명하고, 조사팀을 소개하며, 조사에서 사용될 요양시설의 QI 보고서, OSCAR 3, 4 보고서 등의 복사본을 제공한다.

② 요양시설의 행정담당자에게 시설의 간호, 치료 프로그램, 입소자 사례선정 등과 관련하여 특수한 사정이 있으면 설명해 주도록 요청한다.

③ 현지준비회의의 결론을 내리고, 1시간 이내에 다음과 같은 정보와 서류를 요청한다.

  - 근무자명단 · 표본행렬(roster/sample matrix)을 확인하고, 지난달의 입원환자 수와 지난 3개월간 전원과 퇴원 상황을 확인한다.
  - 특별한 관심이 필요한 호스피스 입소자, 혈액투석 입소자, 55세 이상인 입소자, 구두 의사소통이 안 되는 입소자 수(영어를 못하는 사람)를

확인한다.

- 입소자 중에서 중심인물(key person)을 확인한다.
- 식사시간과 투약시간을 확인한다. 시설의 레이아웃(준비가 안 된 경우)을 확인한다.
- 식사 메뉴를 복사한다. 치료 식이를 포함한 조사주간 동안의 메뉴를 복사한다.
- 시설 입소계약서를 복사한다. 메디케어나 메디케이드 대상자를 대상으로 조사가 이루어지며, 개별 지불을 하는 입소자는 선정하지 않는다.

④ 입원서약과 입소자 권리에 관한 정보를 확인하며, 지난 3개월간의 활동일지(가능한 경우)를 확인한다.

⑤ 시설의 사건·사고 보고를 확인하고 양식 HCFA 671−672 작성 보고서를 확인한다. 청구서 발급을 필요로 하는 입소자 명단을 확인한다.

⑥ 4명이 있는 방, 긴급 급수 시설, 지하실이거나 출구에 면하지 않은 방을 확인한다.

| 표 4-4 | 현지준비 지침(Guideline of Entrance Conference)

Task 2 − Entrance conference

- Roster/Sample Matrix (HCFA−802)
- Admissions for last month
- Transfers/Discharges for last 3 months
- Hospice Residents
- Dialysis Residents
- Residents 〈 55 y.o.
- Residents who communicate nonverbal
- List of Key Personnel
- Meal Times
- Facility Layout if not obtained during Task 1
- Medication Times
- Copies of Menus

- Copy of Facility Admission Contract and Resident Rights Information
- Activity Calendar for past 3 months (if available)
- Facility Monitoring of Accidents/Incidents
- Completed HCFA−671
- Completed HCFA−672
- List of Residents who requested Demand Billing
- Rooms 〈 required sq. ft.
- Rooms with 〉4 Residents
- Emergency water supply
- Rooms below ground level or without access to an exit corridor

(3) 초기조사(initial tour)

전반적인 시설의 관찰사항을 지정된 양식(surveyor worksheet or roster matrix)에 기록한다. 기록내용은 다음과 같다.

① 간호의 질에 관심을 가져야 할 입소자

② 삶의 질에 관심을 가져야 할 입소자

③ 입소자의 정서적, 행동적 관리와 직원에 의한 반응과 중재

④ 면접 가능한 입소자

⑤ 면접 불가능한 입소자의 가족

⑥ 가족이 없는 입소자

⑦ 새로 온 입소자

⑧ 30일 이내에 퇴원이 예정된 입소자

| 표 4-5 | 초기조사 지침(Guideline of Initial Tour)

Task 3−Initial Tour

HCFA−807 Surveyor Worksheet or HCFA−802
Roster/Matrix

- Residents with quality of care concerns
- Residents with quality of life concerns
- Emotional and behavioral conduct of the residents, and the reactions/interventions by staff
- Interviewable residents
- Family members of non—interviewable residents
- Residents who have no family
- Newly admitted residents
- Residents for whom discharge is planned within 30 days

Environmental Concerns:
- HCFA—807 Surveyor Worksheet, or
- HCFA—803 General Observations of the Facility

(4) 표본선정단계(sample selection phase)

① 제1단계

시설의 순회, Off-Site Preparation 자료, 입소자 명부에서 얻은 정보를 가지고 샘플 선정을 위한 팀 미팅을 한다. 업무량, 예상되는 결과의 확인, 새로운 관심분야, 해결된 관심분야 등에 관하여 토의하고 이를 기록한다.

② 제2단계

- 1단계의 정보와 입소자 혹은 그 가족과의 면담을 통해 얻은 정보, 기타 정보를 통해 관심을 가져야 할 분야를 정하고 이에 따라서 조사 대상자를 정한다.

- 메디케어에 참여하는 장기 입소자에게 추가되는 사항

무작위로 파일을 선정하며, 삶의 질에 관한 면담에 선정된 대상자(sampled residents)와 같은 수의 대상자를 뽑아서 입소비 청구서를 검토한다. 비용 청구 시에 고지방법이나 동의를 받는 방법이 충분하지 않으면 벌금을 청구할 수 있다.

| 표 4-6 | 표본선정 1단계 지침(Guideline of Sample Selection phase I)

Task 4—Sample Selection phase I

Information from:

Facility Tour, Off—Site Preparation, Resident Rosters

- Reflect the selected areas of concern
- Sample size requirements
- Case—mix stratification
- Special factors (SOM 274, p—14) considered

Task 4—Sample Selection Team Meeting

- Status of Phase 1 workload completion
- Potential findings that were identified
- New areas of concern
- Concerns that were resolved

→ Team meeting discussion is documented on Daily Team Meeting Notes

---

| 표 4-7 | 표본선정 2단계 지침(Guideline of Sample Selection phase II)

Task 4—Sample Selection phase II

Phase II sample selection is based on identified ares of concern that need or required further investigation using:

- Information gathered during Phase I
- Resident and/or family interview information
- Other source of information (logs, reports, policies, procedures, staff interviews, admission packets, etc.)

Supplementary Sample (SOM 274, p—17)

- Residents who represent the areas of concern under investigation
- Focus review only on the concern under investigation and any other concerns that are discovered during this review

---

Other Phase II Tasks:

- If there are concerns, review:
- Surety Bond
- Infection Control
- Task 5F Quality Assessment Assurance Review
- Special concerns for Group Interview, if it has not already occurred
- Nurse staffing waiver, if applicable
- Review HCFA−672 for large discrepancies between what was recorded and tean observations

▶ At least two requirements not routinely reviewed during the standard survey (p−17)

▶ Complete the HCFA−803, General Observations worksheet

ADDITIONAL PROCEDURES FOR MEDICARE PARTICIPATING
LONG TERM CARE FACILITIES

Demand Billing (SOM 274, p−55)

- Randomly select one resident's file from the list obtained during the entrance conference.
- In addition, draw a sample of all residents in the facility equal to the sample size selected for Quality of Life Resident Interview
- Review billing records for the last 6 months for each resident selected.

- If the facility is in violation of the provider agreement with respect to resident billing requirements, cite F492, Compliance with Federal, State and local laws...
- If the facility is in violation of notice requirements, cite tag F156.

(5) 정보수집(information gathering)

① 시설의 전반적 관찰

입소자의 생활, 건강, 안전에 영향을 미치는 시설의 환경에 대하여 사정한다.

② 급식시설의 관찰

음식의 저장, 준비, 서비스 · 위생상태, 영양 등을 관찰하며, 팀이 조사한 영양에 관한 관심사항을 확인하고 HCFA-804를 작성한다.

③ 입소자의 관찰과 기록의 검토

- 관찰 : 일상생활 동작, 식사, 재활 서비스, 치료와 투약, 여가활동, 방의 환경, 주거요구(가정과 같은 분위기, 프라이버시, 호출신호기, 편안함), 특수 간호요구(신투석, 호스피스 등)

- 면담 : 입소자의 삶의 질과 간호의 질이 대상자의 기능과 안녕이 가능한 최고의 수준이 되도록 지원하고 있는가에 대한 정보를 얻기 위하여 입소자 자신, 가족, 관련 직원을 면담한다.

- 기록의 검토 : 삶의 질과 간호의 질을 평가하기 위하여 실시되는 기록의 검토에는 사정, 간호계획, 피할 수 있는 사항의 결정, 기능과 안녕의 최고 수준 유지에 관한 평가, 약물사용이나 행동 및 억제대에 관한 평가, 정보 확인을 위한 다양한 자원을 사용하는 것 등이 포함된다.

④ 삶의 질 사정

- 개인 면담 : 선정된 샘플에 대하여 면담을 실시하며, 면담내용을 HCFA-806A 양식에 작성한다.

- 그룹 면담 : 사전에 확인된 관심사를 중심으로 토의한다. 옴부즈맨이 참석해야 한다. 적정한 면담자 수를 결정해야 하며, 프로토콜(HCFA-806B)을 사용한다. 그룹의 관심사에 관한 의사소통을 해야 하는데, 이를 위해 그룹의 관심사를 조사한다.

- 가족 면담 : 면담이 불가능한 입소자의 가족이나 친구를 면담하며, 면담내용은 HCFA-806C 양식을 사용한다. 예전의 사회활동과 최근의 활동이나 기호를 조사하는데, 관심사를 팀과 같이 이야기하며 얻어진 정보를 다양한 방법으로 확인한다.

⑤ 투약검사(medication pass)

다양한 방법으로 20~25회의 투약을 관찰한다. 적어도 2명의 직원에 대하여 관찰하며, 다양한 투약형태를 관찰한다. 관찰내용은 HCFA-677양식에 기록한다.

투약 오류를 발견하기 위하여 조정(reconcile)을 시도하며, 1회 이상의 중

요한 투약 오류가 있는 경우에는 다시 20~25회의 투약을 관찰한다. 중
요한 오류가 있거나 오류 비율이 5% 이상이면 결함(deficiency)이 있는 것
으로 결정한다.

⑥ 학대방지 검토(abuse prohibition review)

입소자들의 학대, 업무태만, 격리(involuntary seclusion), 입소자들의 소유물에
대한 부적절한 조치들로부터 보호받을 수 있는 정책이나 절차를 기관에
서 개발하는가에 대한 결정을 한다. 여기에는 간호를 제공하는 고용인이
나 자원봉사자에 대한 고용절차, 훈련, 지속적인 감독을 위한 정책과 절차
가 포함되며, 학대를 나타낼 수도 있는 사건의 조사와 보고가 포함된다.

⑦ 서비스 질의 사정과 확인 검토(quality assessment assurance review, QAAR)

- 정보를 얻으면 2차 샘플 선정 후에 QAAR를 작성한다. 요구되는 수의
구성원이 위원회를 구성하고 있고 년 4회의 회의를 하는지 확인한다.
그 기관이 질적인 사정과 활동을 요구하는 문제를 확인하기 위한 방
법을 가지고 있는지 검토하며, 그 시설에서 질적인 문제에 반응하는
방법을 가지고 있는지 확인한다.

- QA 위원회에서 질적 문제의 확인을 위하여 반응하는지, 시설에서 계
획된 중재안의 효과를 평가하는 방법을 가지고 있는지 등을 통하여
QAAR의 제2부분을 완성할 필요가 있는지 검토한다.

| 표 4-8 | 급식시설 관찰 지침(Guideline of Kitchen/Food Service
Observations)

Task 5B
Kitchen/Food Service Observations

- Observe food storage
- Observe food preparation
- Observe food service/sanitation
- Investigate nutritional concerns identified by the team
- Complete the HCFA-804, Kitchen/Food Service Observation Worksheet

---

| 표 4-9 | 입소자 검토 지침(Guideline of Resident Review)

Task 5C — Resident Review

Observations are used to focus on resident outcomes in quality of life and quality of care. They are used to validate or invalidate resident assessment identified in the clinical record. Observations are based on the plan of care and include:

- Activities of Daily Living
- Dining, including group dining
- Rehabilitative and Restorative Services
- Treatments and Medications
- Activities
- Rooms Environment
- Accommodation of needs, homelike, privacy, call lights, comfort, etc.
- Special Care Needs
- Dialysis, Hospice, etc.

Interviews are used to gather data to establish if resident quality of life and quality of care supported the highest practicable level of function and well being.

Interviews with residents, families, and staff are based on concerns.

Record Review is used to evaluate quality of life and quality of care. Clinical record reviews include:

- Assessments
- Plans of Care
- Determination of avoidable/unavoidable
- Evaluation of highest level of functioning/well being
- Evaluation of medication usage, behaviors and/or restraints

| 표 4-10 | 삶의 질 사정 지침(Guideline of Quality of Life Assessment)

Task 5D

Quality of Life Assessment

Individual Interviews:

- Individual Interviews for the required sample size are based on identified resident and facility concerns.
- Use the resident interview protocols (HCFA−806A) for the interview

Group Interview:

The group interview discusses concerns identified prior to the group interview.

- Include a reasonable number of interviewable residents in the group interview.
- Use the required group interview protocols (HCFA−806B)
- Communicate the group's concerns to the team
- Investigate identified concerns as necessary

Family Interviews:

- Base family/friend interviews of non−interviewable residents on the required sample size.
- Obtain the resident's prior social history and past/current activities and preferences.
- Complete the observation and family interview sections of the HCFA−806C
- Share concerns with the team
- Use multiple sources to validate information obtained

| 표 4-11 | 투약검사 지침(Guideline of Medication Pass)

Task 5E — Medication Pass

- Observe a minimum of 20−25 medication administrations in a variety of resident care areas
- Observe at least two facility staff
- Observe different administration routes
- Reconcile to detect medication errors
- Document the med. pass on the HCFA−677
- Observe another 20−25 medication administrations when one or more non−significant errors are identified.
- Determine if a deficiency exists:
- Significant error occurred
- Error rate of 5% or greater

| 표 4-12 | 서비스 질의 사정과 확인검토 지침(Guideline of Quality Assessment and Assurance Review)

Task 5F

Quality Assessment and Assurance Review

- Obtain information, then complete the QAAR after phase II sample selection
- Determine if a committee of the required members exists and meets quarterly
- Determine if the facility has a method to identify issuse which require quality assessment and activities
- Determine if the facility has a method to respond to quality issues
- Determine if you need to complete Part 2 of the QAAR
  - Does the QA connittee identify and respond to identified quality issues?
  - Does the facility have a method to evaluate the effectiveness of the planned implementation?

---

(6) 정보 분석과 보완 사항 결정(information analysis and deficiency determination)

각 팀원은 최종 토론 전에 그룹 토의를 한다.

① 관심사와 문제점을 팀 회의록에서 검토한다. 체계적으로 모든 요구사항 과 지침서를 검토 하며, 각각의 요구되는 문제에 관하여 결정을 내릴 때 에는 평가원들 간의 의견일치가 있어야 한다.

② 보완사항의 범위와 수준을 정확하게 분담한다.

③ 확대조사(extended survey)의 필요성을 결정한다. 필요한 경우 필요성을 기록하고 확인해야 하며, 정확하게 이행을 결정한다.

④ 즉각적인 처벌(jeopardy) 유무를 정확하게 결정하며, 열악한 간 호(substandard care) 유무를 결정한다. 조사자들은 종료회의(exit conference) 시작 전에 평가기관의 관계자들에게 조사결과와 관심분야 에 대하여 이야기해야 한다.

⑤ 보완점(deficiency)의 결정을 HCFA−807에 기록한다.

| 표 4-13 | 정보분석과 보완사항 결정 지침(Guideline of Information Analysis and Deficiency Determination)

Task 6
Information Analysis and Deficiency Determination

- Meet as a group before the exit to discuss each team member's findings
- Come prepared to participate and share concerns and evidence
- Review team meeting notes, concerns and issues
- Systematically review all requirements and guidelines
- Use consensus to make decisions about each requirement issue
- Assign scope and severity accurately

Extended Survey

- Determine whether an extended survey is indicated
- Conduct the extended survey subsequent to the standard survey
- Proceed with the evaluation indicatiors
- Verify and document compliance with each extended survey requirement:
  - Review Nursing Services, 483.30
  - Review Physician Services, 483.40
  - Review Administration, 483.75
  - Review a sample of comprehensive resident assessments completed no more than 30 days prior to the survey.
- Make accurate compliance decisions
- Accurately determine the presence of immediate jeopardy
  - Determine if there is substandard care
- Record the substance of deficiency decisions on the HCFA—807

(7) 종료회의(exit conference)

① 옴부즈맨과 입소자 그룹의 사무원, 기타 입소자가 참여하도록 한다.

② 위협적이지 않고 충분히 이해할 수 있는 분위기에서 객관적이며 전문적인 태도로 1차 결과를 발표한다. 발표 시에는 입소자의 기밀사항(confidentiality)을 보호하며, 확인된 보완점(deficiency)과 그에 대한 결과를 설명한다.

질문의 기회와 대화의 기회를 주어야 하며, 정확하게 규칙과 규정을 해석해준다.

③ 조사자의 관심을 알지 못하는 직원에게는 약간의 예를 들어서 확인시킨다.

④ 최종회의가 끝나기 전에 직원들이 결과의 심각성을 알아야 한다. 조사과정에서 문제점 토론과 정보교환이 충분하지 않으면 최종회의에서 당황하게 된다. 최종회의에서 발표된 문제에 관해 팀의 토론이 부족하면

구성원들이 시설에 관해 이의제기를 할 때 쉽게 답변할 수 없게 된다.

⑤ 보완점(deficiency)을 기술할 때에는 근거의 원천, 실패한 시설의 업무, 보완 업무의 범위, 보완업무에 영향을 미치는 부분업무의 확인, 확인 면담과정에서 정보가 인지되지 않는 경우에는 확인자에 대한 내용이 포함되어야 한다.

⑥ 보완점을 알리는 경우에는, 관찰된 날짜, 장소, 시간, 면담 일자, 면담자, 면담내용 등이 포함되어야 하며, 관련 기록, 보완 업무와의 관련성 등이 기술 내용에 포함되어야 한다. 보완의 수준과 범위가 분명하게 제시되어야 한다.

⑦ 보완해야 할 사항이 확정된 시설은 추후 수정계획서를 작성(plan of correction)해야 한다. 수정계획안에는 수정할 사항이 일시적인지 또는 영구적인지를 명시하며, 수정계획에 대한 책임을 가지는 사람이나 기관의 이름이 제시되어야 한다. 또한 재발 방지를 위한 모니터 과정을 기술하며, 즉시 시정이 필요한 경우 시정 완료일을 명시한다.

| 표 4-14 | 종료회의 지침(Guideline of Exit Conference)

Task 7 — Exit Conference

- Invite the Ombudsman and an officer of the resident's group, or other residents
- Present preliminary findings in a manner that is non−threatening, understandable, objective, and professional
  - Protect the confidentiality of residents when presenting the findings
  - Describe the identified deficiencies and the findings to substantiate the ficiencies
  - Provide accurate regulation and policy interpretations
  - Allow the opportunity for questions
  - Provide for an ongoing dialogue with facility staff
- Ensure that there are few instance where facility staff are not aware of surveyor concerns

---

EXIT CONFERENCE PROBLEMS

- Lack of information shared with the facility to help them prepare for a "substandard" scope and severity rating on the 2567.

- ▶ The facility should be aware of the seriousness of the findings prior to the survey team's exit from the facility.
- Failure to discuss issues and exchange information during the survey process leads to "surprises" at the exit conference.
- Lack of documentation of the team's discussion of issue presented in the exit conference makes it difficult for the supervisor to respond to the facility's claim that issues appeared in the 2567 that were not discussion with facility staff during the survey, nor during the exit conference.

HCFA 2567 — Statement of Deficiencies

- The deficiency practice statement includes:
- Sources of evidence
- Failed facility practice
- Scope of deficient practice, or "universe," as applicable
- Identification of the fraction of the universe affected by the deficient practice
- Identifiers, unless information was identified during confidential interviews
- Findings support the deficiency practice statement, including:
  - Dates, times, locations of observations
  - Dates, who, and what of interviews
  - Dates on source document
  - "How" the findings relate to the deficient practice
  - Outcomes or potential outcomes where possible
- Severity and scope determinations are clearly supported by the deficiency documentation
- Documented deficiencies provide an accurate representation of State findings during the on—site federal presence
- Survey Documents support the citation(s)

| 표 4-15 | 계획수정 지침(Guideline of Plan Correction)

PLAN OF CORRECTION	
STATE How the correction will be accomplished, both temporarily and permanently; The title or position of the person responsible for correction; Description of the monitoring process to prevent recurrence of the deficiency; and Date the immediate correction FEDERAL What corrective action(s) will be accomplished for those residents found to have been affected by the deficient practice;	How you will identify other residents having the potential to be affected by the same deficient practice and what corrective action will be taken; What measure will be put into place or what systemic changes you will make to ensure that the deficient practice does not recur; and How the corrective action(s) will of the deficiency will be accomplished. Be monitored to ensure the deficient practice will not recur, i.e., what quality assurance program will be put into place.

| 표 4-16 | 계획수정(plan of correction)의 예시

PLAN OF CORRECTION

Does the following plan of correction include all of required elements?

F332 483.23 (m)(1) Requirement: Quality of Care
The facility must ensure that it is free of medication error rates of five percent or greater.

Surveyors' summary findings and the facility's Plan of Correction included:

1. Resident #25 was incorrectly given a plain vitamin even though a vitamin with folic acid was in stock.
2. Resident #26 had an order for folic acid daily to treat anemia. The order did not get transferred to the recap sheets, nor to the MAR, so the folic acid was not given after the initial doses.
3. Resident #29 was given cough medicine without a verifiable physician's order.
4. Resident #28 was given a "before meals" medication 1 1/2 hours after meals.
5. Medication nurse were constantly paged during their med passes to answer the telephone.

Writing a Result

1. The physician's order was clarified; Resident #25 is now getting the vitamin with folic acid.
2. An error report was completed, Resident #26 and the MD were notified folic acid was added to the MAR
3. A late entry order was written for Resident #29 that evening.
4. (Not addressed)
5. DON and pharmacy consultant will complete a monthly med pass audit; phone calls, except urgent calls, are routed to the ward clerk. In—service was given 3/10/98. Topic included the importance of not interrupting the licensed nurse during med pass.
Completion date was 3/10/98.

4.4 기관 평가의 실제 사례

대상기관인 A기관은 24시간 노인요양 전문 간호시설(24 hour skilled nursing facilities)로서 약 140명이 입원가능한 기관이다.

(1) 제1일 평가활동

① 방문지 배정 및 사전자료 입수

담당자는 방문 직전에 배정되며 그 기관의 입소자 상황에 관한 자료를 받음. 카운티 내의 모든 의료기관의 환자상황은 사무실의 컴퓨터와 연결되어 있음. 5명의 평가간호사(evaluator nurse)가 참여하며, 2명의 신규직원과 1명의 관찰자가 추가로 배정됨.

② 현지에 도착하여 방문 목적과 방문자를 소개하고 작업실을 배정받음. 팀의 리더를 정하여 업무를 분담하고 조정하는 종합적인 역할을 하게 함. 총 조사자 수를 산출하고 1차 조사자 수와 2차 조사자 수를 결정한다. 개인면접 대상자와 가족면접 대상자, 그리고 병력지 검토에서 전체조사(comprehensive review)와 초점조사(focused review)의 수를 정함.

③ 분담된 환자에 관하여 기관장[facility's DON(director of nursing)]으로부터 환자정보를 보고 받음. HCFA 802. Roster/Sample Matrix 양식을 작성함.

④ 이 기관의 입소자 정원은 140명이며, 직원 수는 126명임. 간호요원 수는 총 65명이며, 이중 RN 25~30명, LVN 5명, 나머지는 CNA임.

⑤ 조사내용

프라이버시와 존엄성(privacy and dignity issue), 사회복지 서비스(social service), 선택권(choice), 학대와 방치(abuse and neglect), 청결(clea), 평안(comfort), 가정적인 분위기(homelike)

⑥ 입주자의 실태조사

- 호출기(call light)를 사용하기 어려운 다발성 경화증(multiple sclerosis) 환자에게 특수기구를 사용할 것을 지적함.
- 보청기를 끼고도 잘 듣지 못하는 환자의 보청기를 체크하여 건전지 교환이 되도록 지적함.
- 식사시간의 관찰을 통하여 환자의 식사보조(feeding)를 제대로 하는 지 관찰하고 체중이 감소되는 환자는 면밀히 검토함. 가족이 간호를 하는 경우, 식사에 관한 교육을 받은 기록이 있는지 확인하고, 차트를 대조해본 결과 교육받은 기록이 없어서 교육을 시키도록 지시함.
- 테이블에 피부연고가 있는 환자에 대하여 투약 상태를 대조한 결과 환자의 가려움증을 아들이 가져온 약으로 처방했는데 그 약에 대한 의사 처방이 없음이 확인되어 지적함.
- 샤워 상태를 조사함.

⑦ 정밀기록 검토(comprehensive chart review)

- Minimum Data Set(MDS)을 중심으로 검토함.
- 환자의 상태를 관찰하고 차트에 기록이 제대로 되어 있는가를 조사함.

⑧ 기관의 전반적인 관찰(HCFA 803. General Observations Of The Facility)

기관의 환경에 관한 18개 항목으로 다음과 같은 내용이 포함됨.

손잡이(hand rail), 냄새(odor), 청결성(cleanliness), 애완동물(pets), 침구류(linen), 손상(hazards), 호출 시스템(call system), 공간(space), 가구(furnishing), 약물보관(drug storage), 기구(equipment), 기구의 상태(equipment condition), 조사에 대한 공지(survey posted), 정보공지(information posted), 체위(positioning), 응급 전기 사용시설(emergency power), 쓰레기 처리(waste)

(2) 제2일 평가활동

① 야간 근무 때, 환자의 간호 상황을 확인하기 위해 일찍 도착하여 기관을 전반적으로 관찰함.

② 주방시설(HCFA 804. Kitchen/Food Service Observation)을 확인함.

    – 음식물 보관 상태와 냉장고의 온도 조사

    – 사용 식품의 유효기간 체크

    – 음식 서비스와 위생 상태, 주방의 청결 상태 등

    – 약 3일간의 응급용 메뉴와 음식의 확인

③ 삶의 질 사정과 환자의 그룹 토의

미리 공고하여 참여 희망자가 참석할 수 있도록 하며(참석자 12명), 질문을 통하여 문제점을 파악함. 옴부즈맨도 참가함.

④ 투약의 관찰

    – 담당 LVN(licensed vocational nurse)의 투약 과정을 관찰하여 방법을 정확하게 지키는지 체크하며, 차트와 대조하여 투약 오류를 검사함 (경구투약, 패치의 적용, 장관 튜브로의 투약 등).

    – 차트 대조 결과 1회의 투약 오류가 발견되었으며, G–tube 투약 시 절차(procedure)대로 하지 않은 사항을 지적함.

(3) 제3일 평가활동

① 부분 기록 검토(focused chart review)

환자에게 욕창이 발생한 경우, 체위변경에 관한 기록, 혈중 알부민치의 기록, 간호기록지에 관찰에 관한 기록이 있는지 여부, 간호계획(care plan)에 관련계획이 기록되어 있는지 여부, 호출기(call light) 사용에 문제가 없는지 등을 조사함.

② 환자의 면담

의사소통이 가능한 환자 1명을 개별 면접함. 옆 침대의 환자 2명 모두가 의사소통이 불가능하고 간호사를 부를 수 없는 상태여서 대신 호출기(call light)를 눌러준다고 함. 방을 바꾸어주어야 할 것으로 지적됨.

③ 환자가족의 면담

④ 투약실 점검

유효기간이 지난 약물이 발견됨.

⑤ 처치(Treatment) 담당 LVN의 관찰

욕창 드레싱을 관찰하고 환부 크기를 측정함. 절차와 방법이 정확한지를 평가함.

⑥ 종료된 기록지(closed chart)의 검토

사망환자의 차트를 검토한 결과 환자 사망 시 의사나 NP(nurse practitioner)가 오지 않았으나 온 것으로 기록된 것이 확인됨.

(4) 제4일 평가활동 ─ 투약실의 검사

① 냉장고 검사

② 약물의 유효기간 검사

③ 비상 약품의 보관상태 확인

(5) 종료회의(exit conference)

병원 각 부서장과 함께 모여서 지적사항을 알려주고 질문이나 이의사항을 토론함.

| 표 4-17 | Facility Quality Indicator Profile 양식의 예

Run Date :   Facility Quality Indicator Profile   Report period:

1/13/2000 11:11:56am   7/1/1999 to 12/31/1999

Facility :   Data Submitted By:

C V P, SANTA ANA   1/12/2000

Comparison Group Used: Facility Login ID:

All State Facilities: Jul —Se p, 1999   CA060000020

Domain / Quality Indicator	# in Num	# in Denom	Facility Percent	comparison Group Percent	Percentile Rank
Accident					
1. Incidence of new fracture	0	104	0.0	0.9	0
2. Prevalence of falls	2	111	1.8	8.3	17
Behavior/Emotional Patterns					
3. Prevalence of behavioral symptoms affecting others	27	111	24.3	20.6	69
High risk	26	99	26.3	23.6	64
Low risk	1	12	8.3	11.2	56
4. Prevalence of symptoms of depression	15	111	13.5	11.0	73
5. Prevalence of symptoms of depression without antidepressant therapy	8	111	7.2	6.0	72

Clinical Management

6. Use of 9 or more different medications

| | 42 | 111 | 37.8 | 33.3 | 68 |

Cognitive Patterns

7. Incidence of cognitive impairment

| | 2 | 13 | 15.4 | 10.3 | 77 |

Elimination/Incontinence

8. Prevalence of bladder or bowel incontinence

	88	99	88.9	65.4	94
High risk	49	49	100.0	95.1	100
Low risk	39	50	78.0	53.4	92

9. Prevalence of occasional or frequent
   bladder or bowl incontinence

| without a toileting plan | 9 | 11 | 81.8 | 67.9 | 49 |

10. Prevalence of indwelling catheter

| | 9 | 111 | 8.1 | 8.7 | 68 |

11. Prevalence of fecal impaction 0 111 0.0 0.6 0

Infection Control

12. Prevalence of urinary tract infections

| | 3 | 111 | 2.7 | 8.0 | 25 |

Nutrition/Eating

13. Prevalence of weight loss	12	111	10.8	10.6	62
14. Prevalence of tube feeding	29	111	26.1	13.7	89
15. Prevalence of dehydration	1	111	0.9	1.4	0
16. Prevalence of bedfast residents	6	111	5.4	11.1	45
17. Incidence of decline in late loss ADLs	3	86	3.5	13.3	15
18. Incidence of decline in ROM	1	110	0.9	8.7	0

Psychotropic Drug Use

19. Prevalence of antipsychotic use, in the absence of absence of psychotic or related conditions	18	102	17.6	15.5	74
High risk	10	24	41.7	36.4	62
Low risk	8	78	10.3	11.7	65
20. Prevalence of antianxiety/hypnotic use	7	102	16.7	15.0	69
21. Prevalence of hypnotic use more than two times in last week	7	111	6.3	4.1	81

Quality of Life

22. Prevalence of daily physical restraints

	43	111	38.7	20.3	89

23. Prevalence fo little or no activity

	44	111	39.6	25.1	77

Skin care

24. Prevalence of stage 1−4 pressure ulcers

	17	111	15.3	11.6	77
High risk	16	87	18.4	16.1	68
Low risk	1	24	4.2	4.4	66

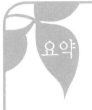

요약

　　미국 노인요양시설의 역사는 우리나라보다 매우 긴 시간동안 이루어져 왔다. 따라서 노인요양시설의 질 관리에 대한 노력과 평가체제도 잘 발달되어 있다. 노인요양시설의 평가분야 중에서 시설의 기록을 평가자료로 사용하기 때문에 기록 시스템은 평가의 핵심요소가 되고 있다.

　RAI는 중요한 기록 시스템이며, 이중에서도 MDS는 미국 내 모든 요양시설에서 의무적으로 사용하도록 되어있다. 노인의 건강상태를 체크리스트 형태로 기록하고 데이터베이스 형태로 저장하여 체계적인 평가에 활용하고 있다.

미국 노인요양시설의 질 관리 및 평가는 미국 각 주의 Department of Public Health에서 실시하며, 노인요양 전문 간호시설의 평가는 사전준비, 현지준비회의, 초기조사, 표본선정, 정보수집, 정보 분석과 보완사항의 결정, 종료회의의 절차를 통해 이루어진다.

각 절차에 대한 가이드라인과 평가의 실례를 자세히 소개하여 우리나라 노인요양시설의 평가방법에 참고자료가 될 수 있도록 했다.

참 | 고 | 문 | 헌

김창엽 · 김선민 외 옮김. 『재가노인 기능상태 평가 매뉴얼』, (주)한국의료컨설팅, 2000.

이지아, 「노인요양시설 입소노인의 신체기능」, 『노인간호학회지』 10권 1호, 68~69쪽, 2008.

Department of Health and Human Services(2000), *Survey Protocol for Long Term Care Facilities*.

Lai, H. L.(1994), "Nursing home in America and related issue." *The Journal of Nursing*, 41(3), pp.73~78.

Rantz. M. J., Mehr, D. R., Petroski, G. F., Madsen, R. W., Popejoy, L. L., et al.(2000), "Initial field testing an instrument to measure : Observable indicator nursing home care quality." *Journal of Nursing Care Quality*, 14(3), pp.1~12.

Michel Ken—Kou Lin(2006), "Nursing Home Quality: Structure and Strategy." *Doctoral Dessertation*, University of California, Berkeley.

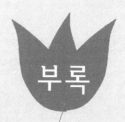

부록

MDS Version 2.0 For Nursing Home Resident Assessment And
Care Screening
[노인 요양원 요양자 평가 및 관리 검토를 위한 최소정보군(MDS)]
　　　　　　　　　　　　　　－한국보건산업진흥원(1999년 자료)

1. 입원 시 기초 정보(Basic Assessment Tracking Form)
2. 사정양식(Full Assessment Form)

MDS Version 2.0 For Nursing Home Resident Assessment And Care Screening
[노인 요양원 요양자 평가 및 관리 검토를 위한 최소정보군(MDS)]

— 한국보건산업진흥원(1999년 자료)

1. 입원 시 기초 정보(Basic Assessment Tracking Form)

1.1. Section AA. 환자 기본정보

요양자 성명			
성	1. 남	2. 여	
생일	□□□□ – □□ – □□ 　　　년　　　월　　　일		
주민등록번호			
기관기호			
평가이유	1. 입원평가 2. 연례평가 3. 상태에 유의한 변화가 있음 4. 지난번 평가의 수정 5. 사분기 평가 10. 지난 사분기 평가의 수정 0. 이상 모두 아님		

1.2. Section AB. 인구학적 정보

입원일	퇴원해서 병원에 입원하는 등 일시적으로 퇴원했다가 다시 입원한 경우는 적지 않는다. 그러한 경우 맨 처음의 입원일을 적는다. 　　　　년　　　　월　　　　일

입원 시 거주지	1. 가정간호를 받지 않으면서 개인가 　정에 거주 2. 가정간호를 받으면서 개인가정에 　거주 3. 집단 거주시설에 거주 4. 요양시설	5. 급성기 병원 6. 정신병원 7. 재활병원 8. 기타	
입원 전 혼자 살았는가?	1. 아니오　　2. 예　　3. 다른 시설에 살았음		
입원하기 전에 주로 거주하던 곳의 우편번호			

최근 5년간의 거주 내력	(내원 전 5년의 기간 중 해당되는 거주지를 다 체크할 것) a. 본 노인 요양원에 거주　　　b. 타 노인 요양원/거주시설 c. 정신 병원/기타 정신 요양소　　d. MR/DD 시설 e. 해당 사항 없음	a b c d e
평생의 직업		
교육 (최종학력)	1. 무학　　　2. 8년 이하　　　　　　3. 9년~11년 4. 고등학교　5. 기술학교 혹은 상업학교　6. 대학 7. 학사　　　8. 석사이상	
정신 건강력	요양자의 의무 기록에 정신지체, 정신병 또는 기타 정신 건강상의 문제 가 있었던 내력이 있는가?　　　　0. 아니오　　1. 예	
MR/DD 상태와 관련된 건강 상태	(22년 전에 발현되어 무기한 지속될 것으로 보이는 MR/DD 관련 질환을 모두 체크할 것)	
	MR/DD 없음(1.3.번으로 가시오)	
	a. 기질적 질병에 의한 MR/DD　　　b. 다운 증후군 c. 자폐증　　　　　　　　　　　　d. 간질 e. MR/DD와 관련된 기타 기질적 질환 f. 기질적 질환이 없는 MR/DD　　　g. 불명	a b c e e f g
기초정보가 완료된 날짜		

1.3. Section AC. 일상생활

일상생활 (노인 요양원 최초 내원 이전 1년 기간에 대해)	(해당사항은 모두 체크하되 해당 정보가 불명인 경우는 마지막 칸만 체크할 것)			
	일상생활의 싸이클			
	밤 늦게까지(예: 9시 이후) 깨어 있음		대부분 혼자 또는 텔레비전을 보며 시간을 보냄	
	낮에 규칙적으로(최소 1시간) 낮잠을 잠		(기구를 사용하면 이를 이용해) 실내에서 독립적으로 움직임	
	일주일에 하루 이상 외출		해당 사항 없음	
	취미생활이나 독서, 기타 고정된 일상적인 일을 하며 바쁘게 지냄			
	식사 패턴			
	좋아하는 음식이 뚜렷함		적어도 일주일에 한 번은 술을 마심	
	거의 매일 끼니 사이에 간식을 먹음		해당 사항 없음	
	ADL패턴			
	낮에도 대부분 잠옷을 입고 지냄		배변이 불규칙함	
	매일 또는 거의 매일 밤 깨서 화장실에 감		목욕보다는 샤워를 좋아함	
			해당사항 없음	
	참여 패턴			
	친척이나 가까운 친구와 매일 접함		매일 같이 지내는 동물이 있음	
	대개 교회(예배당)나 절, 성당에 다님		단체 활동에 참여하고 있음	
	종교에서 힘을 얻음		해당 사항 없음	
	불명 – 요양자/가족이 질문에 대한 정보를 제공하지 못함			

서명 :

1.4. Section AD. 평가일자 및 평가자 서명

평가자 서명			
a. 코디네이터 서명			날짜
b. 서명	시간	분야	날짜
c.			날짜
d.			날짜
e.			날짜

2. 사정양식(Full Assessment Form)

(다른 시간대가 제시되지 않은 경우, 지난 7일간의 상태)

2.1. Section A. 신원 및 배경정보

이름	
병실	
평가일	MDS 관찰시기의 가장 마지막 날 년 월 일
	원본(0) 혹은 복사본(1) 여부
재입원일	년 월 일
결혼상태	1. 결혼한 적 없음 2. 결혼함 3. 배우자 사망 4. 별거 5. 이혼
병록번호	
평가사유	1. 1차 내원 평가 2. 연례 평가 3. 요양자 상태의 급격한 변화 4. 이전 평가의 장점 5. 사분기 확인 사정(quarterly review assessment) 6. 재입원이 예측되는 퇴원 7. 재입원이 예측되지 않는 퇴원 8. 초기 평가를 마치기 전에 퇴원 9. 재입원 10. 앞서의 사분기 사정(quarterly assessment)을 정정 0. 이상 모두 아님
책임/법적 후견인 (해당 사항을 모두 체크할 것)	1. 법적 후견인 2. 기타 법적 감독 3. 항구적 법적 위임자/건강관리 대리인 4. 항구적 법적 위임자/재정적 대리인 5. 책임있는 담당 가족 6. 스스로 책임을 지는 환자 7. 해당 사항 없음
송부된 지시문 (의료 기록에 증빙 문서와 함께 들어 있는 해당 사항을 모두 체크할 것)	1. 유언서 2. 인공 소생 금지 3. 입원 금지 4. 장기 기증 5. 부검 요청 6. 급식 제한 7. 약사용 제한 8. 기타 치료 제한 사항 9. 해당 사항 없음

2.2. Section B. 인지양상

혼수상태	(지속적 식물인간 상태/의식 불명) 0. 아니오　　　　　1. 예	
기억력(알고 있거나 배운 사항을 기억)	a. 단기 기억력 정상 − 5분 후에도 기억하는 것 같음 　　　0. 기억력 정상　　　　1. 기억력 이상 있음	
	b. 장기 기억력 정상 − 오래된 과거를 기억하는 것 같음 　　　0. 기억력 정상　　　　1. 기억력 이상 있음	
기억/회상 능 력	(요양자가 지난 7일 동안 일반적으로 기억할 수 있었던 사항을 모두 체크할 것)	
	현재 계절	
	자신의 방 위치	
	직원 이름/얼굴	
	자신이 노인 요양원에 있다는 사실	
	위 사항을 다 기억하지 못함	
일상적 의사결 정에 대한 인 식 기술(일상 생활의 일에 관해 의사 결 정을 하는 것)	0. 스스로 일관성 있고 합리적인 의사 결정을 함 1. 독립성 다소 결여 − 새로운 상황인 경우에만 의사 결정에 어려움이 　　있음 2. 인식 기술 다소 손상 − 의사 결정 능력 부족/지도, 감독 요함 3. 인식 기술 심하게 손상됨 − 거의 또는 전혀 의사 결정을 하지 못함	
정신착란 지표 (주기적인 사 고력/지각력 이상)	(지난 7일간 평상시와 달랐던 사항이 있으면 체크할 것)	
	1. 주의력 떨어짐(예: 쉽게 주의가 산만해지고, 주제에서 벗어남) 2. 환경을 다르게 인식함(예: 실재하지 않는 사람에게 말을 하거나 입을 　　움직임/스스로 다른 곳에 있다고 믿음/밤낮을 혼동함.) 3. 비논리적인 언어(예: 말이 조리가 없고, 터무니없고, 부적절하고, 주 　　제에서 다른 주제로 옮겨 다니고, 사고의 흐름을 잃음) 4. 초조함(예: 조바심을 내거나, 자주 자세를 바꾸거나, 반복적인 행동, 　　말) 5. 무기력함(예: 반응이 느리거나 멍하니 허공을 응시하거나 깨어나기 　　어렵거나 신체 움직임이 거의 없음) 6. 하루 안에 정신 상태가 변함(예: 어떤 때는 더 좋고 어떤 때는 나쁨/ 　　어떤 행동이 있거나 없거나 함)	
인식 능력 상 태 변화	(지난 90일간 요양자의 인식 상태, 기술, 능력상의 변화) 　　0. 변화 없음　　1. 향상됨　　2. 저하됨	

2.3. Section C. 의사소통 · 청력 패턴

청력	(청력 보조 기기를 이용하는 경우 이를 사용한 상태의 능력) 0. 잘 들음 – 일반적 대화, 텔레비전, 전화 1. 주변이 조용하지 않으면 듣는 데 약간의 어려움이 있음 2. 특정 경우에만 들음 – 말하는 사람이 톤을 잘 조절해 또박또박 말해야 함 3. 청력이 크게 손상됨/실질적인 청력 결여
의사소통 기구/ 테크닉	(지난 7일간 해당되는 사항을 모두 체크할 것)
	보청기는 있고 사용함
	보청기는 있으나 사용하지 않음
	기타 대화 수신 테크닉 사용함(예: 입술을 읽고 이해)
	해당 사항 없음
표현의 방법	(필요한 것을 알리기 위해 요양자가 이용한 방법을 모두 체크할 것)

표현의 방법	말		필기판	
	표현 또는 필요 사항을 분명히 하기 위해 글을 씀		기타	
	신호/제스처/소리		해당 사항 없음	

자신을 이해시키는 능력	(어떤 방식으로든 정보 내용을 표현하는 능력) 0. 이해시킴 1. 대부분 이해시킴(단어를 찾거나 생각을 마무리하는 것이 어려움) 2. 가끔 이해시킴(구체적인 요청을 하는 경우에만 이해시킴) 3. 거의/전혀 이해시키지 못함
언어의 명확성	0. 분명한 언어(명확하고 알아들을 수 있는 단어) 1. 불분명한 언어(웅얼웅얼하는 단어) 2. 말이 없음
타인 이해 능력	(어떤 식으로든 말로 표현된 정보의 내용을 이해하는 것) 0. 이해함 1. 대부분의 경우 이해함(메시지의 일부나 의향을 놓치는 수가 있음) 2. 가끔 이해함(간단하고 직접적인 의사소통에는 맞게 반응함) 3. 거의/전혀 이해하지 못함
의사소통/청력 변화	(지난 90일간 요양자의 의사 표현이나 이해 능력, 청력에 변화가 있었다.) 0. 변화 없음 1. 향상됨 2. 저하됨

2.4. Section D. 시력 패턴

시력	(적당한 밝기에서 안경을 쓰는 경우는 안경을 쓰고 볼 수 있는 능력) 0. 좋음 - 신문/책의 일반 활자를 포함해 작은 세부 사항까지 봄 1. 손상됨 - 큰 활자는 볼 수 있으나 신문/책의 일반 활자는 보지 못함 2. 많이 손상됨 - 시력에 제약 있음 : 신문 머리기사 활자를 보지 못하나 　눈이 물체를 따라가는 것으로 보임 3. 심하게 손상됨 - 시력이 없거나 빛, 색채, 형태만 분간하는 것 같음	
시력의 제한 /어려움	측면 시력 문제 - 측면 시력 저하(예: 접시 한 쪽에 있는 음식 남김/돌아다 니는 것이 어려움/사람들이나 물체에 부딪힘/앉을 때 의자 위치를 잘 모름)	
	다음 사항을 경험한 경우 : 빛 주변에 원광이나 둥근 테 모양이 보임/빛이 깜박거리는 느낌/눈 위로 '커튼'이 보이는 느낌	
	해당 사항 없음	
시력 보조 기기	안경 : 콘택트렌즈 : 삽입 렌즈 : 돋보기 0. 아니오　1. 예	

2.5. Section E. 기분 및 행동 패턴

슬프거나 불안한 기분	(지난 30일 동안 해당되는 사항은 원인과 상관없이 모두 체크할 것)	
	0. 지난 30일간 그런 적이 없음 1. 일주일에 5일 이하로 그러함　2. 거의 매일(일주일에 6~7일) 그러함	
	언어 표현	
	a. 요양자가 정신적 고통을 말로 표현함(예: 아무것도 중요하지 않아요/차라 리 죽는 게 나아요/그게 무슨 소용이 있어요/이렇게 너무 오래 산 것이 후 회스러워요/죽게 해줘요 등등)	
	b. 반복적인 질문/정신적 고통(예: 내가 지금 어디에 가고 있나요?/내가 지 금 무엇을 하고 있나요?)	
	c. 반복적인 말/계속 누군가의 도움을 바람 (예: 하나님 도와주세요.)	
	d. 스스로 혹은 다른 사람에 대한 지속적인 분노(예: 쉽게 화가 남/기관에 있 는 것에 대한 분노/받고 있는 간호(Care)에 대한 분노)	
	e. 자기 비하(예: 나는 아무 것도 아니다/나는 누구에게도 소용이 없다.)	

슬프거나 불안한 기분	f. 비현실적인 것 같은 공포감을 표현함(예: 버려질 것/혼자 남을 것/다른 사람들과 함께 있는 것 등에 대한 두려움)	
	g. 무언가 무서운 일이 곧 일어날 것이라는 말을 반복함(예: 스스로 죽을 것/심장마비가 일어날 것 같음)	
	h. 반복적인 불만 표시(예: 의학적인 도움을 계속 찾음/신체 기능에 대하여 지나치게 걱정함)	
	i. (건강과는 관련이 없는) 불안한 불평이나 근심을 반복함(예: 계속 관심을 가져주고 일정이나 식사, 세탁, 옷, 관계 등과 관련된 사항에 대하여 안심을 시켜주기를 바람)	
	수면 사이클	
	j. 아침에 일어나면 불유쾌함	
	k. 불면증/일상적인 수면 패턴에 변화가 있음	
	슬프거나 무감각하거나 걱정스러운 모습	
	l. 슬프거나 고통스럽거나 걱정이 있는듯 한 얼굴 표정(예: 찌푸린 이마)	
	m. 울거나 눈물을 흘림	
	n. 반복적인 신체의 움직임(예: 걸음/손을 떪/좌불안석/조바심/무언가를 뜯음)	
	관심저하	
	o. 관심 갖고 하던 일로부터 위축됨(예: 오랫동안 하던 일에 관심이 떨어짐/가족이나 친구들과 함께 하는 일에 관심이 떨어짐)	
	p. 사회적인 활동의 저하	
기분의 지속성	지난 7일간 우울하거나 슬프거나 불안한 기분의 징후 중 하나 이상이 기운을 북돋우거나 위로하거나 안심을 시키려고 해도 쉽게 바뀌지 않음 0. 그러한 징후가 없음　　　　　　　　　1. 징후가 있으나 쉽게 바뀜 2. 징후가 있고 쉽게 바뀌지 않음	
기분의 변화	지난 90일 이전과 비교하여(혹은 지난번 평가 때와 비교하여) 기분이 변화하였는가? 0. 변화 없음　　　　1. 개선되었음　　　　2. 더 나빠졌음	

		A	B
문제 행동	(A) 지난 7일 동안의 행동의 빈도 　　0. 지난 7일 동안 이런 행동 없었음 　　1. 지난 7일 동안 1일에서 3일 사이 이런 행동이 있었음 　　2. 지난 7일 동안 4일에서 6일 사이 이런 행동이 있었음 　　3. 지난 7일 동안 매일 이런 행동이 있었음 (B) 지난 7일 동안의 행동의 변화 양상 　　0. 이런 행동이 일어나지 않았거나 일어났어도 쉽게 변함 　　1. 행동이 쉽게 변하지 않음		
	a. 배회(합리적인 목표 없이 돌아다니며 필요 사항이나 안전에는 신경 　쓰지 않는 것 같음)		
	b. 언어 폭력(예: 다른 사람들을 위협, 소리를 지르거나 욕을 함)		
	c. 물리적 폭력(예: 다른 사람들을 때리고 밀치고 할퀴거나 성폭행을 함)		
	d. 사회적으로 부적절하고/분열적인 행동(예: 거슬리는 소리/소음/비명 　을 지르거나 자학적 행동/성적 행위를 함/공공장소에서 옷을 벗거나 　음식·배설물을 문지르거나 던짐/물건을 몰래 숨겨 모으거나 다른 사 　람들의 물건을 뒤짐)		
	e. 간호에 대한 거부(예: 투약/주사/일상생활 보조/식사 등에 대한 거부)		
문제 행동의 변화	환자의 행동이 지난 90일 이전의 상태(혹은 지난번 평가 때의 상태)에 비하 여 변하였는가? 0. 변화없음　　　　1. 개선되었음　　　　2. 더 나빠졌음		

2.6. Section F. 정신사회적 안녕 상태

창의성 /참여도	다른 사람들과 쉽게 어울림	
	계획을 세워서 혹은 구조를 갖춘 활동을 쉽게 함	
	스스로 주도하는 활동을 쉽게 함	
	스스로 목표를 세움	
	시설 생활에 참여함(예: 친구를 사귀고 유지함/단체 활동 참여/새로운 활동 에 긍정적으로 반응/종교 의식을 도움)	
	대부분의 단체 활동에 대한 초청을 받아들임	
	해당 사항 없음	

불편한 관계	직원과의 보이지 않는 혹은 노골적인 갈등 또는 직원에 대한 반복적인 비난	
	룸메이트를 마음에 들어 하지 않음	
	룸메이트 외에 다른 요양자를 마음에 들어 하지 않음	
	가족 또는 친구와의 갈등 · 분노를 드러내어 표현함	
	가족 · 친구와의 개인적인 접촉 없음	
	최근 가까운 가족이나 친구를 잃었음	
	일상적인 변화에 쉽게 적응하지 못함	
	해당 사항 없음	
과거 역할	과거 자신의 역할이나 지위를 매우 심하게 동일시함	
	역할 · 지위를 잃어버린 데 대한 슬픔 · 분노 · 공허감을 표현함	
	일상적인 일들(습관적인 행위, 활동)이 이전에 속했던 곳의 양상과 매우 다 르다고 환자가 느낌	
	해당 사항 없음	

2.7. Section G. 신체기능 및 구조적인 문제

(A) ADL 혼자 하기 − (지난 7일간의 전 교대에 걸친 요양자의 수행정도 코드 − 셋업은 제외)
  0. 독립적임 − 도움이나 감독 필요 없거나 지난 7일간 단 한 두 차례만 도움 · 감독을 받음
  1. 감독을 받음 − 지난 7일 동안 약 3번 정도 감독이나 격려, 지도를 해 줌/또는 지난 7일 동
    안 감독과 물리적 지원을 한두 차례만 해 줌
  2. 약간의 도움을 받음 − 팔다리를 지시대로 움직이는 데 물리적인 도움을 받거나, 기타 무
    게를 받치지 않는 도움을 약 3번 정도 받음/또는 지난 7일 동안 더 많은 도움을 한두 번
    받음
  3. 상당한 도움을 받음 − 지난 7일 동안 요양자가 활동의 일부를 수행할 때 무게를 받쳐주
    는 도움을 3회 이상 받음
  4. 전적인 도움을 받음 − 지난 7일 동안 계속해서 직원들의 도움을 받음
  8. 지난 7일간 행위가 일어나지 않음

(B) ADL 지원 제공 − (지난 7일간 전 교대에 걸쳐 가장 많이 제공된 지원 유형 코드 − 요양자
  의 ADL 수행 능력 분류와는 관계없음)
  0. 스태프의 셋업이나 기타 물리적 지원이 없었음
  1. 셋업할 때만 도와줌   2. 1인이 물리적 지원을 해 줌
  3. 2인 이상이 물리적 지원을 해 줌   8. 지난 7일간 ADL이 일어나지 않음

		A	B
a. 침대에서의 움직임	침대에서 요양자가 일어났다가 눕는 동작, 옆으로 돌아눕고 기타 침대에서 몸을 가누는 동작을 어떻게 하는가?		
b. 이동	요양자가 서로 다른 표면 사이를 어떻게 움직이는가? (예: 침대와 의자/휠체어 사이를 옮겨가거나 침대에서 일어나 바닥에 서는 동작)		
c. 방안에서의 걸음	요양자가 방안에서 장소와 장소 사이를 움직일 때 어떻게 걷는가?		
d. 복도에서의 걸음	요양자가 같은 층의 복도에서 어떻게 걷는가?		
e. 구역내에서의 이동	요양자가 방과 같은 층의 근처 복도에서 다른 위치로 어떻게 이동 하는가?(휠체어를 사용하는 경우는 일단 휠체어를 타면 혼자 움직이는 능력)		
f. 구역밖으로의 이동	요양자가 구역에서 어떻게 나갔다가 다시 돌아오는가?(예: 식당, 활동실, 치료실 간을 움직이는 것) 만일 시설이 한 층으로만 되어 있다면 같은 층에서의 먼 거리 사이를 어떻게 움직이는가?(휠체어를 사용하는 경우는 일단 휠체어를 타면 혼자 움직이는 능력)		
g. 옷입기	보조기를 포함해 모든 종류의 일반 의복을 어떻게 입고 조이고 벗는가?		
h. 식사	(방법에 관계없이)요양자가 어떻게 먹고 마시는가?(튜브를 통한 영양공급이나 완전 비경구 영양법(TPN) 등의 다른 방법에 의한 영양공급 모두 포함)		
i. 화장실 이용	요양자가 화장실(좌변기, 환자용 변기, 소변기)을 어떻게 이용하는가?(화장실까지 가고, 오고, 씻고, 패드를 갈고, 오스토미나 카테터를 조절하거나 옷을 내렸다 올리는 것)		
j. 개인 위생	머리 빗기, 이 닦기, 면도, 화장, 얼굴과 손, 회음부 씻기 및 닦기를 포함한 요양자의 개인위생 관리(목욕과 샤워는 제외)를 어떻게 하는가?		
목욕	요양자가 전신 목욕·샤워, 스폰지를 이용한 목욕을 하고 욕조나 샤워실로 드나드는 이동을 하는 것(등 닦기와 머리 감기는 제외) 가장 도움을 많이 필요로 했을 때를 기준으로 체크		
	(A) 목욕을 혼자 하는 능력		
	0. 독립적임 – 도움이 필요 없음 1. 감독 – 감독만 필요 2. 이동할 때만 물리적 도움 필요 3. 목욕 활동의 일부에 물리적 도움 필요 4. 전적인 의존 8. 지난 7일간 활동이 전혀 일어나지 않았음		

238

균형 감각 검사 (Training Manual 참조)	지난 7일간의 능력 0. 검사에서 요구하는 자세를 유지할 수 있음 1. 불안하기는 하나 물리적인 도움 없이 스스로 균형을 잡을 수 있음 2. 검사를 하는 도중 부분적으로 물리적인 도움을 받음. 서 있거나 앉아 있기는 하나 검사에서 요구하는 방향으로 따라오지는 못함 3. 물리적인 도움 없이 검사를 시도하지 못함		
	a. 서서 균형 잡기		
	b. 앉은 자세에서 균형 잡기		

		운동범위	수의운동기능
운동범위의 제한	지난 7일간 일상적인 기능을 방해하거나 위험에 처하게 할 정도의 기능제한 (A) 운동범위 　0. 제한없음　　　　　1. 한쪽의 제한　　　　2. 양쪽 제한 (B) 수의운동기능(voluntary movement) 　0. 상실 없음　　　　　1. 부분적 상실　　　　2. 완전한 상실		
	a. 목		
	b. 어깨와 팔꿈치를 포함한 팔		
	c. 손목과 손가락을 포함한 손		
	d. 고관절(hip)과 무릎을 포함한 다리		
	e. 발목과 발가락을 포함한 발		
	f. 기타부위의 제한이나 기능 상실		

이동수단 (Modes of Locomotion)	(지난 7일간 해당하는 모든 항목에 체크할 것)	
	지팡이, 워커, 목발	
	스스로 휠체어를 탐(wheeled self)	
	다른 사람이 휠체어를 밀어줌(other person wheeled)	
	주된 운송수단이 휠체어임	
	이상 모두 아님	
기동양상 (Modes of Transfer)	(지난 7일간 해당하는 모든 항목에 체크할 것)	
	거의 대부분의 시간 동안 자리에 누워 있음	
	침상에서 움직이거나 이동할 때 침대의 난간을 사용함	

	수동으로 들어 올림	
	기계로 들어 올림	
	보조기구를 이용함(미끄럼대, 공중그네, 지팡이, 워커, 브레이스)	
	이상 모두 아님	
역할 분담	지난 7일 동안 요양자가 ADL활동 전부 또는 일부를 스스로 수행할 수 있도록 일련의 세부적인 역할을 분할해줄 것을 요구함 0. 아니오　　　　　1. 예	
ADL 수행 기능 부활 잠재력	적어도 일부 ADL활동에 있어서는 좀 더 독립적으로 할 수 있다고 요양자가 스스로 믿음	
	직접 담당하고 있는 직원이 요양자가 적어도 일부 ADL에 있어서는 좀 더 독립적으로 할 수 있다고 믿음	
	요양자가 어떤 역할과 활동을 수행할 수는 있으나 속도가 느림	
	오전과 저녁 사이에 혼자 할 수 있는 ADL과 도움이 필요한 ADL이 많이 달라짐	
	해당 사항 없음	
ADL 수행 기능 변화	지난 90일 전에 비해서(혹은 지난번 평가 때와 비교해서) ADL을 혼자 수행하는 데 있어서의 변화 0. 변화 없음　　　1. 향상됨　　　2. 저하됨	

2.8. Section H. 지난 14일간의 대소변 조절

대소변 자기 조절상태 구분 (전체 시간 동안의 수행 정도) 0. 조절할 수 있음 : 완전한 자제력 1. 대부분 참을 수 있음 : 소변-일주일에 한 번 이하 못 참음, 대변-일주일에 한 번 미만 못 참음 2. 때때로 못 참음 : 소변-매일은 아니고 일주일에 두 번 정도, 대변-일주일에 한 번 3. 자주 참지 못함 : 소변-거의 매일 참지 못하는 편이나 참을 수 있는 때도 있음(예: 낮교대), 대변 - 일주일에 두세 번 4. 참지 못함 : 소변-하루에 여러 차례, 대변-매번(또는 거의 매번)	
대변 조절	(사용하는 경우 기기나 금제 프로그램을 통한) 배변 배설
소변 조절	(사용하는 경우) 기기(예: 폴리 등)나 조절 프로그램을 통한 비뇨 방광기능 조절(약간씩 흐르는 경우 내의가 젖지는 않을 정도여야 함)

240

대변보는 형태	최소한 3일에 한 번 이상 규칙적으로 대변을 봄		설사	
	변비		fecal impaction	
	이상 모두 아님			
배변 조절 프로그램	일정으로 짜여진 배변 계획이 있음		화장실이나 실내변기, 소변기 등을 이용하지 않음	
	방광 재훈련 프로그램		pad, 팬티형 기저귀 등을 사용함	
	외부적인 카테터		관장	
	Indwelling catheter		ostomy	
	Intermittent catheter		이상 모두 아님	
소변 조절의 변화	지난 90일 전과 비교하였을 때 요양자의 소변 조절 능력의 변화가 있는가? 0. 변화 없음 1. 개선되었음 2. 더 나빠졌음			

2.9. Section I. 질병진단

최근 ADL상태나 인지기능, 정서, 행동, 의학적 치료, 간호 감시, 사망의 위험과 직접적인 상관이 있는 질병에만 표시하고 현재 문제가 되지 않는 진단을 표시하지 말 것

질병	a. 내분비, 대사성, 영양		Multiple sclerosis	
	Diabetes mellitus		Paraplegia	
	Hyperthyroidism		Parkinson's disease	
	Hypothyroidism		Quadriplegia	
			Seizure disorder	
	b. 심혈관계		Transient Ischemic Attack	
	Arteriosclerotic heart diseases		Traumatic brain injury	
	Cardiac dysrhythmia			
	Congestive heart failure		e. Psychiatric/Mood	
	Deep vein thrombosis		Anxiety disorder	
	Hypertension		Depression	

질병	Hypotension		Manic depression(bipolar disorder)	
	Peripheral vascular disease		Schizophrenia	
	Other cardiovascular disease			
			f. Pulmonary	
	c. Musculoskeletal		Asthma	
	관절염(Arthritis)		Emphysema/COPD	
	Hip fracture			
	Missing limb(Amputation 등)		g. Sensory	
	Osteoporosis		Cataracts	
	Pathologic bone fracture		Diabetic retinopathy	
			Glaucoma	
	d. Neurological		Macular degeneration	
	Alzheimer's disease			
	Aphasia		h. Other	
	Cerebral palsy		Allergies	
	Cerebrovascular accident(stroke)		Anemia	
	Dementia other than Alzheimer's disease		Cancer	
	Hemiplegia/Hemiparesis		Renal failure	
			이상 모두 아님	

감염	(아무것도 해당 없으면 없음에 표시)			
	Antibiotic resistant infection		Septicemia	
	Clostridium difficile		Sexually transmitted diseases	
	Conjuntivitis		Tuberculosis	
	HIV infection		지난 30일 이내의 Urinary tract infection	
	Pneumonia		Viral Hepatitis	
	Respiratory infection		Wound infection	
			이상 모두 아님	

다른 질병 혹은 상세한 질병 명(ICD-9에 의거한 상세 질병명)		

2.10. Section J. 건강 상태

	(특별히 기간을 지정하지 않은 경우에는 지난 7일간 있었던 문제에 모두 표시)			
문제 상황	a. 수분 상태		열	
	지난 7일 사이 3파운드 이상 체중 감소 혹은 증가		환각	
	숨이 차서 반듯이 눕지 못함		내부 출혈	
	탈수: output이 input보다 많음		지난 90일 동안 반복적인 Lung aspiration	
	불충분한 수분 공급, 지난 3일간 공급된 수분을 거의 먹지 않음		숨이 가쁨(shortness of breath)	
			어지러움(fainting)	
	b. 기타		불안정한 걸음걸이	
	망상		구토	
	Dizziness, Vertigo		이상 모두 아님	
	부종			

	(지난 7일 동안 있었던 가장 강도 높은 통증)		
통증	a. 요양자가 호소하였거나 통증의 증거가 있었던 빈도 0. 통증이 없었음 1. 하루에 한 번 이하의 통증 2. 매일 통증이 있음		b. 통증의 강도 1. 경미한 통증 2. 중정도의 통증 3. 매우 심하거나 고문 받는 듯한 통증	

	(지난 7일간 있었던 모든 부위에 체크할 것)				
통증의 부위	허리		수술부위		
	뼈		기타 관절		
	일상적인 활동을 하는 동안의 흉통		연골		
	머리		위		
	고관절		기타		

사고(해당하는 것에 표시할 것)	지난 30일 이내에 낙상	
	지난 31일에서 180일 사이에 낙상	
	지난 180일 이내 고관절 골절(hip fracture)	
	지난 180일 이내 다른 부위의 골절	
	이상 모두 아님	
상태의 안정성	요양자의 인지기능, ADL, 정서, 행동 등을 불안정하거나 불확실하거나 나빠지게 하는 상황이나 질병	
	요양자가 만성적이거나 반복적인 문제를 최근 갑작스럽게 경험하거나 나빠짐	
	말기질환으로 6개월 이하의 생명이 예측됨	
	이상 아무것도 아님	

2.11. Section K. 구강영양 상태

구강 문제	씹기가 어려움		임의 통증		
	삼키기가 어려움		해당 사항 없음		
신장 및 체중	신장은 (a)란에 센티미터로 체중은 (b)란에 킬로그램으로 기록할 것. 체중은 지난 30일 기간 중 가장 최근에 잰 것을 기록하되 요양원의 표준 방식에 따라 일관성 있게 재어야 함(예: 오전 식사 전에 화장실을 다녀온 상태에서 나이트 가운을 걸치고 신발은 벗고 잰다.)				
	(a) Cm		(b) kg		

체중의 변화	체중 감소(예: 지난 30일 동안 5% 감소, 또는 지난 180일 동안 10% 감소) 0. 아니오 1. 예			
	체중 증가(예: 지난 30일 동안 5% 증가, 또는 지난 180일 동안 10% 증가) 0. 아니오 1. 예			
영양상 문제	여러 음식의 맛에 대해 불평함			
	주기적으로 배고픔을 호소			
	해당 사항 없음			
영양공급 방법	Parenteral/IV		끼니 중간에 영양 보충제	
	금식 튜브		식판 고정대, 받침대 등	
	물리적으로 조정된 식단		체중 조절을 위하여 계획된 식이	
	주사기(입을 통한 금식)		해당 사항 없음	
	치료식			
Parenteral 혹은 Enteral Intake	a. 지난 7일간 요양자가 먹은 전체 칼로리 중 비경구 혹은 튜브식을 통해서 흡수된 양 0. 없음 1. 1~25% 2. 26~50% 3. 51~75% 4. 76~100%			
	a. 지난 7일간 IV 혹은 tube를 통해서 흡수한 수분의 양 0. 없음 1. 일일 1~500cc 2. 일일 501~1000cc 3. 일일 1001~1500cc 4. 일일 1501~2000cc 5. 일일 2001cc 이상			

2.12. Section L. 구강치아 상태

구강 상태 및 질병 예방	밤에 잠자리에 들기 전에 입 안에 이물(부드럽고 쉽게 움직여지는 물질)이 남았다.	
	의치나 제거 가능한 브리지가 있다.	
	자연치의 일부/전부를 상실함 – 의치(또는 부분 플레이트)가 없거나 사용하지 않는다.	
	이가 부러지거나 헐렁하거나 불안정함	
	잇몸(치은) 부음 : 잇몸이 붓거나 피가 남 – 입의 농양, 궤양 또는 발진	
	매일 이를 닦음/의치를 세척함	
	해당 사항 없음	

2.13. Section M. 피부 상태

궤양	원인과 상관없이 각 stage에 해당하는 궤양의 수를 기록할 것. 없으면 0로 표시하고 9개 이상이면 9로 표시할 것. 지난 7일간에 해당하는 것으로 전신을 검사해야 함
	a. Stage 1. 압박을 제거해도 없어지지 않는 지속적인 피부 발적 (피부의 균열은 없음)
	b. Stage 2. abrasion, 수포, 옅은 crater를 동반하는 부분적인 피부층의 소실
	c. Stage 3. 피부의 전층이 소실되어 subcutaneous layer가 나타나고 깊은 crater가 생김
	d. Stage 4. 피부와 Subcutaneous layer가 전부 소실되고 근육이나 뼈가 노출됨
궤양의 형태	(각 형태의 궤양에 대하여 지난 7일간 있었던 가장 높은 stage의 번호를 기입할 것. 번호는 위의 stage에 따라 주고 없을 경우 0으로 할 것)
	a. 압박성 궤양 : 압력에 의해 나타난 병변이 조직에 손상을 준 경우
	b. 울혈성 궤양 : 하지의 순환이 부적절해서 발생한 궤양
쾌유된 궤양의 병력	지난 90일간 있었다가 나았거나 없어진 궤양이 있었는가? 0. 아니오　　　1. 예
다른 피부 문제나 병변	(지난 7일간 해당하는 것에 모두 표시)
	찰과상, 멍
	화상(2도 혹은 3도)
	궤양, 발적, 자상 이외의 개방성 피부 병변(예: 암)
	발적(예: 간찰진(Intertrigo), 습진, 약물발진, 대상포진)
	통증이나 압박에 대하여 무감각해진 피부
	피부 열상(수술 이외)
	수술 병변
	해당 없음
피부에 대한 처치	의자에 의한 압력을 줄여주는 도구
	침대에 의한 압력을 줄여주는 도구
	몸을 돌려주거나 자세를 바꿔주는 프로그램
	피부문제를 해결하기 위한 영양이나 수분 공급

	궤양 치료	
	수술 상처 치료	
	발 이외 부분의 드레싱	
	발 이외의 부분에 연고나 약제를 발라줌	
	발 이외의 부분에 기타 예방 혹은 보호적 조치	
발의 문제	(지난 7일간 해당하는 모든 것에 체크)	
	요양자가 하나 이상의 발의 문제를 갖고 있음(예: 티눈, 굳은 살, 건막(bunions), 추상족지증(hammer toe), 발가락 겹침(overlapping toe), 통증, 기타 구조적 문제)	
	발의 염증(예: 봉와직염(Cellulitis), 화농성 배출물)	
	발의 개방성 병변	
	지난 90일 동안 발톱이나 굳은 살을 제거함	
	예방 혹은 보호 차원의 발에 대한 조치(예: 특별한 신발을 신거나 삽입물, 패드, 발가락 분리기(toe separator))	
	드레싱(국소약제를 사용하거나 사용하지 않음)	
	이상 해당 없음	

2.14. Section N. 활동양상

깨어있는 시간	(지난 7일 동안 해당하는 시간대를 모두 체크할 것) 요양자가 거의 대부분 깨어있었다(낮잠 시간이 1시간 이하였던 시간대).		
	아침	저녁	
	오후	해당 사항 없음	
(만일 환자의 의식이 없을 경우 다음 Section으로 넘어갈 것)			
평균 활동 시간	(깨어 있으면서 치료나 ADL care를 받지 않고 있을 때)		
	0. 대부분 - 2/3 시간 이상 2. 거의 없음 - 1/3 시간 미만	1. 일부 - 1/3~2/3시간 3. 전혀 없음	

선호하는 활동 환경	(활동하기 좋아하는 환경을 모두 체크할 것)			
	자신의 방		노인 요양원 안/건물 밖	
	활동실		시설 외부	
			해당 사항 없음	
일상생활의 선호도의 변화	요양자가 일상생활에서 선호도에 변화가 있는가? 0. 없음　　　1. 약간 변화　　　2. 크게 변화			
일반적인 선호 활동(요양자의 현재 능력에 맞추어 적용)	(현재 요양자가 할 수 있는지 없는지의 여부에 관계없이 선호하는 활동은 모두 체크할 것)			
	카드/기타 게임		산책/휠체어로 야외 거닐기	
	공예/예술		텔레비전 시청	
	운동/스포츠		정원 손질	
	음악		대화	
	독서/글쓰기		다른 사람을 돕는 것	
	정신적/종교 활동		해당 사항 없음	
	여행/쇼핑			

2.15. Section O. 투약

약제의 수	(지난 7일 동안 사용한 약제들의 수를 기록하되 없으면 0을 쓸 것)			
새 약제	지난 90일의 기간 중에 요양자가 약제를 새로 지급받았다. 0. 아니오　　　1. 예			
주사제	(지난 7일 동안 종류에 관계없이 주사제가 투여된 날 수를 기록할 것)			
해당 약제를 지급받은 날 수	(지난 7일 동안 해당 약제를 받은 날 수를 기록할 것 – 사용하지 않았으면 '0', 오래 지속되는 약제를 일주일에 한 번 미만으로 사용한 경우는 '1'을 쓸 것)			
	항정신병약물치료제		항우울제	
	불안치료제/수면제		수면제	
			이뇨제	

2.16. Section P. 특수치료와 처치

<table>
<tr>
<td rowspan="13">특수 치료
및 처치 및
프로그램</td>
<td colspan="4">a. 특수 치료 – 지난 14일의 기간 중에 받은 치료를 체크할 것</td>
</tr>
<tr>
<td>치료</td>
<td></td>
<td>수혈</td>
<td></td>
</tr>
<tr>
<td>화학요법</td>
<td></td>
<td>인공호흡기</td>
<td></td>
</tr>
<tr>
<td>투석</td>
<td></td>
<td>프로그램</td>
<td></td>
</tr>
<tr>
<td>정맥주사</td>
<td></td>
<td>알코올 혹은 약물남용 치료프로그램</td>
<td></td>
</tr>
<tr>
<td>섭취/배설</td>
<td></td>
<td>치매 특별프로그램</td>
<td></td>
</tr>
<tr>
<td>급성 의학적 상황에 대한 감시</td>
<td></td>
<td>호스피스 간호</td>
<td></td>
</tr>
<tr>
<td>장루 간호</td>
<td></td>
<td>소아병동</td>
<td></td>
</tr>
<tr>
<td>산소요법</td>
<td></td>
<td>휴식 치료(Respite care)</td>
<td></td>
</tr>
<tr>
<td>방사선</td>
<td></td>
<td>지역사회 복귀 훈련 프로그램(예: 약물 복용, 가사, 쇼핑, 운송, ADLs)</td>
<td></td>
</tr>
<tr>
<td>흡인</td>
<td></td>
<td>이상모두 해당 없음</td>
<td></td>
</tr>
<tr>
<td>기관절제관 간호</td>
<td></td>
<td></td>
<td></td>
</tr>
<tr>
<td colspan="4">b. 요법 : 지난 7일 동안 최소한 15분 이상 각 요법이 수행된 날짜의 수와 전체 분수를 기록할 것. 매일 15분 이하인 경우 '0'으로 처리</td>
</tr>
</table>

<table>
<tr>
<td colspan="6">(A) = 15분 이상 수행한 날 수</td>
</tr>
<tr>
<td colspan="6">(B) = 지난 7일간 제공된 분 수</td>
</tr>
<tr>
<td></td>
<td>(A)</td>
<td>(B)</td>
<td></td>
<td>(A)</td>
<td>(B)</td>
</tr>
<tr>
<td>언어치료요법– 언어장애 혹은 청각보조</td>
<td></td>
<td></td>
<td>호흡치료</td>
<td></td>
<td></td>
</tr>
<tr>
<td>직업요법</td>
<td></td>
<td></td>
<td rowspan="2">정치료(자격을 가진 전문가에 의한 치료)</td>
<td></td>
<td></td>
</tr>
<tr>
<td>물리치료</td>
<td></td>
<td></td>
<td></td>
<td></td>
</tr>
</table>

<table>
<tr>
<td rowspan="7">정서, 행위
혹은 인지에
대한 중재
프로그램</td>
<td colspan="2">(지난 7일간 장소를 불문하고 적용되었던 중재나 방법들에 모두 표시)</td>
</tr>
<tr>
<td>특수한 행동의 증상에 대한 평가</td>
<td></td>
</tr>
<tr>
<td>지난 90일 이내 자격증을 가진 정신과 전문가에 의한 평가</td>
<td></td>
</tr>
<tr>
<td>집단 치료</td>
<td></td>
</tr>
<tr>
<td>정서나 행동상의 양상을 평가하기 위하여 환경에 상당한 변화가 가해진 것</td>
<td></td>
</tr>
<tr>
<td>재교육</td>
<td></td>
</tr>
</table>

병원에서 지냄	지난 90일간(혹은 지난 평가 이후) 하룻밤 이상을 병원에 입원한 날의 수	
응급실 방문	지난 90일간(혹은 지난 평가 이후) 하룻밤 미만의 응급실 방문이 있었던 날의 수	
의사의 방문	지난 14일 동안(혹은 지난 평가 이후) 의사가 환자를 검사한 날의 수 (없으면 0)	
의사의 처치 명령	지난 14일간(혹은 지난 평가 이후) 의사가 처치명령을 변경한 날의 수 (변경 없이 처치명령을 다시 쓴 날은 제외)	
검사 이상 소견	지난 90일 동안 요양자의 검사에 이상 소견이 있었는가? 0. 아니다 1. 그렇다	

기구나 행동에 대한 제한	지난 7일간 해당하는 것을 표시할 것 0. 사용되지 않음 1. 하루 한 번 이하 사용됨 2. 매일 사용됨	
	침대 난간	
	a. 침대의 모든 개방된 측에 난간 설치	
	b. 다른 형태의 침대 난간	
	c. 몸통을 묶어둠	
	d. 사지를 묶어둠	
	e. 일어나는 것을 제한하는 의자	

간호 재활/회복 요법	지난 7일간 다음과 같은 재활 요법이 하루 15분 이상 행해진 날짜의 수를 적을 것			
	수동운동		능동운동	
	아래와 같은 훈련과 기술			
	침상에서의 움직임		먹고 삼키기	
	이동		절단 혹은 의수족 간호	
	걷기		대화	
	옷입기		기타	

2.17. Section Q. 퇴원가능성 혹은 전반적 상태

퇴원 가능성	a. 요양자가 지역사회로 돌아가기를 희망한다고 표현하거나 나타내는가? 0. 아니오　　1. 예	
	b. 요양자가 퇴원하는 것에 긍정적인 지지자가 있는가? 0. 아니오　　1. 예	
	c. 앞으로 90일 내에 언제쯤 단기 퇴원의 계획이 예측되는가? 0. 없음　　　　　　　　　　1. 31~90일 이내 2. 30일 이내　　　　　　　　3. 불확실함	
간호에 대한 필요의 전반적인 변화	지난 90일 이전과 비교하여(혹은 지난 평가 이후와 비교하여) 요양자의 전반적인 자기 충족도가 의미있게 변화하였는가? 0. 변화 없음 1. 개선되었고, 보조를 덜 받고, 간호를 받는 수준이 낮아짐 2. 더 나빠졌고, 더 많은 보조를 필요로 함	

2.18. Section R. 평가정보

평가에 참여	a. 요양자	0. 아니오	1. 예	
	b. 가족	0. 아니오	1. 예	
	c. 중요한 다른 사람	0. 아니오	1. 예	

간호사의 서명			
평가를 마치고 서명한 날짜	년	월	일
다른 사람의 서명			

찾아보기